AF904567

常用康复设备

使用手册

主 编 | 叶 盛 林 晓
主 审 | 郑洁皎

上海科学技术出版社

图书在版编目（CIP）数据

常用康复设备使用手册 / 叶盛，林晓主编. -- 上海 : 上海科学技术出版社，2025. 6 (2025.7重印). -- ISBN 978-7-5478-7200-0

Ⅰ. R496-62

中国国家版本馆CIP数据核字第20258WL938号

常用康复设备使用手册

主编　叶　盛　林　晓

主审　郑洁皎

上海世纪出版(集团)有限公司
上　海　科　学　技　术　出　版　社　出版、发行
(上海市闵行区号景路 159 弄 A 座 9F - 10F)
邮政编码 201101　　www. sstp. cn

开本 889×1194　1/32　印张 4. 5
字数：90 千字
2025 年 6 月第 1 版　2025 年 7 月第 2 次印刷
ISBN 978 - 7 - 5478 - 7200 - 0/R・3297

内容提要

本书系统介绍了临床常用康复设备知识，涵盖运动康复、认知功能评估训练、物理因子治疗等领域，还涉及前沿技术等。书中第一章详细阐述运动康复训练与评估设备，包括康复训练床、关节、平衡、步态评估与训练设备，上下肢康复机器人以及振动康复设备等。第二章介绍认知功能评估与训练系统。第三章则聚焦物理因子治疗设备，如电疗、光疗、声疗、热疗、冷疗、磁疗、压力治疗和牵引治疗设备。第四章探讨前沿技术，如虚拟现实、增强现实技术，以及穿戴康复设备和远程康复的相关内容。

本书对每款康复设备的介绍包含设备简介、功能特点、适用范围及操作注意事项，并配以实物图示，系统阐述康复设备的专业知识和应用要点，既强调实用操作指南，又融入行业前沿发展趋势，是康复领域从业人员及相关人士了解、使用及采购康复设备的实用参考书。

编委会名单

主　编　叶　盛　林　晓

主　审　郑洁皎

副主编　傅益飞　刘海林　潘丽钰

编　委（以姓氏笔画为序）

王　琦　王燕萍　汤琼颖　李玉华　吴永伟
宋和平　张耕源　张爱艺　陈　晨　胡晓萍
袁金妹　夏颖聃　高崇力　陶理能

序　言

预防、治疗、康复的三结合，不仅被世界卫生组织所强调，也是我国国家卫生体系的重要支柱。在健康服务业发展的大潮中，康复医学的发展已成热点。康复医学坚持以人为本，以改善患者功能、提高生活质量、重塑生命尊严、覆盖生命全周期健康服务、体现社会公平为核心宗旨，充分体现生物—心理—社会的医学模式，既有高精尖的科技融入，也可以在基层和患者家庭用简易的方式实施。康复医学水平直接体现了一个国家的民生事业发展水平和社会文明发达程度。国家高度重视康复医学工作，近年来出台一系列政策文件，极大地推动了我国康复医学的发展，形成天时地利人和的大好局面。

随着康复医学的快速发展，迫切需要出台一套与工作相适应的规范和指南，为康复行业发展提供工作规范，为专业人员提供技术指导，为人民群众提供康复服务参考。为此，上海市浦东新区卫生学校（上海市浦东新区康复培训基地）依托上海市康复医学会，组织康复医学专家和智能康复企业专家组织编写《常用康复设备使用手册》。本书的编写遵循大健康、大康复的理念，以满足广大康复医学工作者需求为指向，以康复医学科技创新为主线，以康复医学技术方法为重点，以康复医学服务规范为准则，以康复循证医学为依据，是一本适合中国康复医学工作国情且适于临床的实用康复设备手册。

我国的康复医学事业顺应当今时代潮流，发展前景广阔无垠，康复医疗机构数量如雨后春笋，康复医学人才供不应求，这是所有康复医学人的历史机遇。相信各位年轻康复从业人员能够审时度势，抓住时代赋予我们的历史机遇，为“健康中国”战略做出自己的贡献。

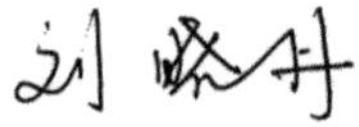

上海中医药大学康复医学院院长

2024 年 9 月

前 言

近年来，随着国家经济的快速发展，人民群众对健康生活的要求越来越高，疾病后的康复成为群众的新需求。康复医学是卫生健康事业的重要组成部分，其发展对于全面推进“健康中国”建设、积极应对人口老龄化国家战略以及保障和改善民生具有深远意义。

为贯彻《关于加快发展康复辅助器具产业的若干意见》(国发〔2016〕60 号)和《关于推进上海市社区卫生服务机构社区康复中心建设的通知》(沪卫基层〔2021〕4 号)的文件精神，自 2021 年起，上海市浦东新区持续建设上海市示范性康复中心，目前已有 3 批共 24 个社区卫生服务中心成功创建，“十四五”期间，上海市浦东新区将达到社区康复中心全覆盖。社区康复中心以社区卫生服务机构为依托，整合以智能康复设备为标志的现代康复技术与中西医康复治疗技术，提供多种形式社区康复服务，满足居民家门口、高品质、现代化的康复服务需求。

近年来，上海市浦东新区卫生学校积极转型发展，2019 年 9 月，学校与上海中医药大学建立合作办学关系，增挂“上海中医药大学惠南校区”和“上海中医药大学康复医学院”校牌。2023 年 6 月，上海市浦东新区卫生学校与上海市康复医学会签订康复教育培训合作协议，成立上海市康复医学会康复教育培训基地，设置康复教育办公室。近年来，上海市浦东新区卫生学校积极加强校企合作，积极对接康复智能科技企业，为上海市康复医学会康复教育培训基地建设提供有力支撑。

上海市浦东新区卫生学校组织力量（上海市浦东新区康复培训基地）自 2024 年春季开始编写本书，旨在加强康复相关专业医务工作者对康复治疗和常用康复设备的熟悉掌握，供康复学科从业人员了解各类设备性能和使用方法，提高其专业技能和服务水平。本书的编写团队由康复医学科的教授、长期从事康复治疗的专家和智能康复企业的专家组成。在大家的共同努力下，形成这部以常用康复设备为主体，包含设备功能、适用范围、注意事项等专业知识的实用性书籍。本书分为四个章节，第一章介绍运动康复训练与评估设备，第二章介绍认知功能评估与训练系统，第三章介绍物理因子治疗设备，第四章介绍前沿技术。每个设备按照设备简介、设备功能、适用范围和注意事项四个方面介绍，力求全面准确地介绍康复设备，重点突出实用性。

本书的编写得到上海市浦东新区卫生健康委员会和上海傅利叶智能科技有限公司的大力支持和帮助。我们将以上海市康复医学会为依托，以各级医疗机构康复学科发展和人才培养的需求为导向，持续加强软硬件建设，高质量做好教育培训，提升各类社区康复从业人员的服务能力，为上海市浦东新区卫生事业高质量发展做出更大贡献。

为了进一步提高本书的质量，诚恳地希望各位专家、读者提出宝贵意见，以便再版时修改、完善。

编者

2024 年 9 月

目　　录

第一章

运动康复训练与评估设备

第一节　康复训练床

康复训练床是促进患者功能恢复、早日实现步行功能的一类康复训练设备，主要包括悬吊康复床、多体位康复床、电动起立床、站立康复器、下肢反馈康复训练系统等。

悬吊康复床

一、设备简介

悬吊康复床以持久改善弱链肌肉神经状态从而康复骨骼疾病为目的，集评估和康复训练为一体，主要是利用不同的绳索和相关配件把人体训练部位悬吊起来，利用悬吊的减重功能充分发挥其在人体关节活动、关节松动、骨骼肌力训练及平衡稳定性训练中的重要作用（图 1－1－1）。

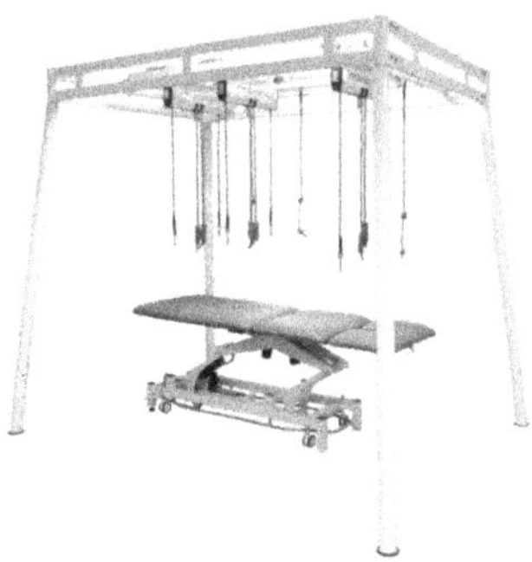

图 1－1－1　悬吊康复床

二、设备功能

(1) 缓解患者的身体负担:由于身体悬挂在空中,患者的身体重量得到了极大地减轻,可以减少患者的疼痛和不适感,更方便进行康复训练。

(2) 促进康复训练:悬吊康复床可以帮助患者进行无重力状态下的活动训练,如走路、上下楼梯、平衡训练等,大大增加了患者的康复效果。

(3) 提高患者的自信心:使用悬吊康复床可以减少因病情造成的不安和担忧,增加患者的自信心和康复动力,帮助他们更好地进行康复训练。

(4) 提高医护工作效率:悬吊康复床可以帮助医护人员更方便地治疗患者,减少工作强度,提高工作效率。

三、适用范围

(1) 神经系统疾病:脑卒中、脑外伤、脊髓损伤等。

(2) 骨骼肌肉系统疾病:腰腿痛、肩周炎、脊柱侧弯等。

(3) 体育领域:运动员体能训练。

四、注意事项

(1) 患者体重和承受力的限制:悬吊康复床能够承受的最大负荷是有限制的,要清楚患者的体重并按照说明书使用。

(2) 使用前的检查和维护:在使用悬吊康复床之前需要仔细检查床的各个部件是否完好,确保没有松动、断裂和损坏现象。

(3) 注意患者的舒适度和安全:使用悬吊康复床时,需要注意患者的舒适度和安全，患者可以配合床上的姿势变换或者协助使用者进行相应的动作，同时也要保证患者的安全，如需要使用安全带等保护装置。

（4）配合专业人员进行康复训练：悬吊康复床虽然方便，但需要专业人士的协助，避免错误使用或不当训练造成不必要的损伤。

电动起立床

一、设备简介

电动起立床可以在0°～85°之间无级调节，辅助用户从卧位循序渐进地过渡到站立位，以达到预防体位性低血压，提高躯干和下肢的负重能力，调整下肢肌张力、预防肺部感染及坠积性肺炎；改善消化功能，刺激内脏功能，预防泌尿系统感染；对昏迷患者进行促醒作用(图1－1－2)。

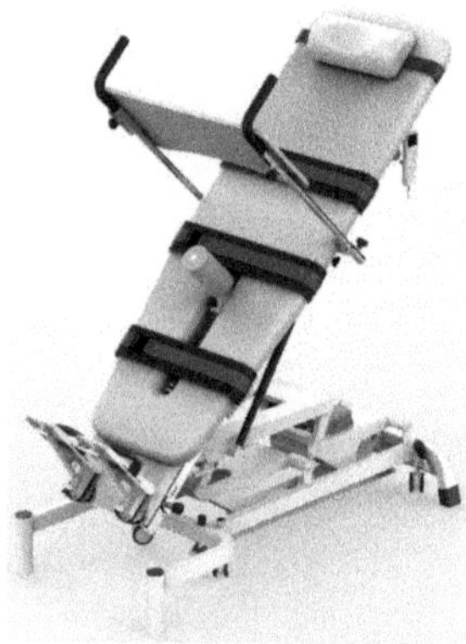

图1－1－2　电动起立床

二、设备功能

(1) 预防直立性低血压：帮助患者完成从仰卧位到站立位，重心从低到高的过渡，使患者充分适应立位状态。

(2) 提高躯干和下肢的负重能力：增强颈、胸、腰及骨盆在立位状态下的控制能力，为将来的自主立位及平衡的保持打下良好基础。

(3) 刺激本体感觉：通过重力对关节及其周围软组织的挤压，有效刺激本体感受器，对患侧肢体进行促通。

(4) 跟腱牵伸：对下肢肌张力偏高引起的尖足、内翻等异常模式，可通过重力对跟腱形成足够强度且较持久的牵拉而进行矫治。

(5) 对身体整体功能的改善：预防肺部感染及坠积性肺炎，

改善消化功能，刺激内脏功能（如肠蠕动和膀胱排空），预防泌尿系统感染。

三、适用范围

（1）神经系统疾病：脑卒中、脑外伤、脊髓损伤、脑瘫等需要辅助站立者。

（2）肌肉骨骼系统疾病：下肢骨折恢复期、下肢骨骼肌肉功能障碍者。

（3）长期卧床或长期使用轮椅需要辅助站立者。

（4）中老年腿部行动不便需要辅助站立者。

四、注意事项

（1）上下设备由治疗师亲自协助患者并固定患者，患者及其家属不得私自调节角度。

（2）治疗过程中询问患者有无头晕、恶心、心率下降等不良反应。

（3）初次治疗角度不宜过大，一般不超过 45°，时间少于 20 min。

下肢反馈康复训练系统

一、设备简介

下肢反馈康复训练系统是一种利用“稳定性、对称性反馈控制”技术对患者下肢进行主被动综合评估与训练，增强本体感觉输入及视觉反馈等功能的运动康复训练设备，如拥有转移、坐站及行走功能的智能化下肢反馈康复训练系统（图 1-1-3）。

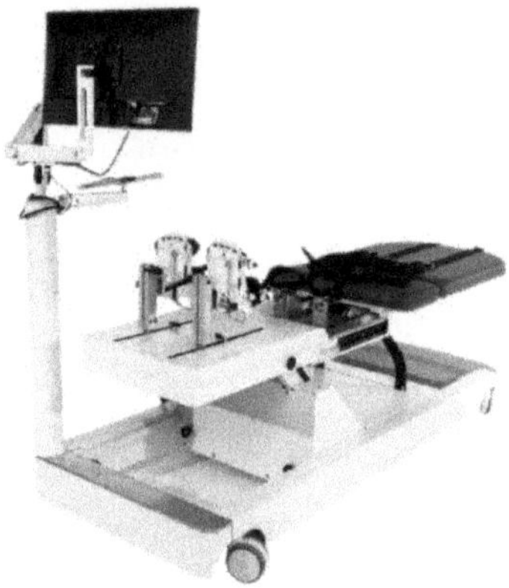

图 1-1-3 下肢反馈康复训练系统

二、设备功能

（1）稳定性与对称性评估：姿势稳定性是完成任务的重要前提，设备可以提供包括不同平面平均摆幅、重心移动轨迹总长度、重心移动总面积等量化数据。

（2）重心评估：设备可以提供包括摆动幅度参数、摆动频率/速度参数、重心参数等量化数据。

(3) 下蹲站起评估：设备可以提供包括关节角速度参数、床板最大位移、髋关节最大角度、膝关节最大角度等量化数据。

(4) 主被动活动评估：设备可以提供每一侧下肢最大用力、平均用力、力最大变化率等量化数据。

(5) 提供丰富训练模式：包括重心控制训练、对称性及稳定性训练、主动(抗阻)下肢蹲起训练、被动双侧同步(交替)机器人踏步训练、情景互动游戏模式训练。

三、适用范围

(1) 神经系统疾病：脑卒中、脑外伤、脊髓损伤、脑瘫等造成的平衡功能障碍。

(2) 肌肉骨骼系统疾病：如髋、膝关节置换和下肢骨折恢复期、下肢截肢、创伤性关节炎、类风湿关节炎和血友病性关节病、急性化脓性关节炎行关节切开引流术后、肌腱损伤修复和肌腱重建固定术后、关节镜检查和治疗术后。

(3) 重心不稳、有摔倒风险患者等。

四、注意事项

(1) 治疗前向患者说明操作方法，消除其顾虑。

(2) 根据病情，选择适宜的斜立角度，治疗要遵循循序渐进原则，不可操之过急。

(3) 治疗中一旦患者出现头晕、冷汗等不良反应，应立即停止并做相应的处理。

(4) 治疗结束后，轻轻缓慢放平站立床，解开绑带，休息 2 min 后，扶患者坐起。

第二节 关节评估与训练设备

关节训练设备是一种通过主动或被动训练，改善关节功能及肢体运动功能的康复设备，包括上肢训练设备、下肢训练设备及适用于四肢的训练设备，如手指主被动康复训练仪、腕关节康复设备、数字化上肢多功能训练系统、下肢关节持续被动活动仪(CPM)、下肢功率车、四肢联动康复训练设备等。

气动式手康复装置

一、设备简介

手指主被动康复训练仪是由充气式动力装置与外置柔触手套组成的，通过电脑设定的功能程序来调节康复训练仪及指套活动压力变化，自动地驱使手指活动，对有手功能障碍的患者进行手指康复训练的一组康复装置(图1-2-1)。

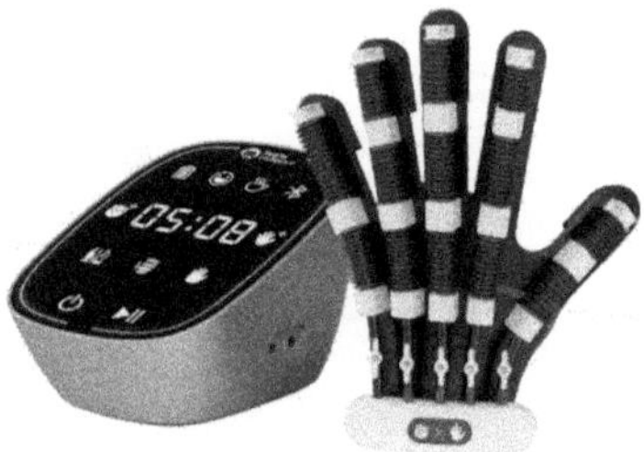

图1-2-1 气动式手康复装置

二、设备功能

(1) 五指训练：抓握训练可进行三路自如切换、进行五指被动训练选择、手动训练、可进行日常生活场景化日常生活活动能力(ADL)康复训练、人机互动训练、语音互动和语音提醒功能,通过视觉、听觉功能刺激手功能的康复训练。

(2) 对指训练:精细化训练对指功能。

(3) 单指训练:系统预设创新的手套操,系统会通过拉动训练手套进行全面的精细化被动康复训练。

(4) 镜像训练:基于脑功能重塑档理论模式下的随动模式训练(镜像训练),健侧手通过数据动作信号,带动患侧手运动训练。

三、适用范围

(1) 神经系统疾病:脑卒中、脑外伤、周围神经损伤造成的手指麻痹、瘫痪等症状。

(2) 肌肉骨骼系统疾病:手部骨折恢复期、手部肌腱损伤恢复期。

四、注意事项

(1) 治疗前向患者说明操作方法,引导患者主动配合训练。

(2) 设备使用过程中不应引起明显疼痛。

(3) 关节急性炎症或外伤所致的肿胀,严重疼痛、骨关节肿瘤等情况不适合使用该设备。

数字作业评估与训练系统

一、设备简介

数字作业评估与训练系统是一套采用多点屏幕触控技术，融合最新的虚拟现实技术和人机情景互动技术，集康复评定与ADL、认知及运动控制训练为一体，且通过视觉、听觉、触觉等多感官交互反馈增加趣味性、交互性及参与度，从而提高患者功能的智能康复设备(图 1-2-2)。

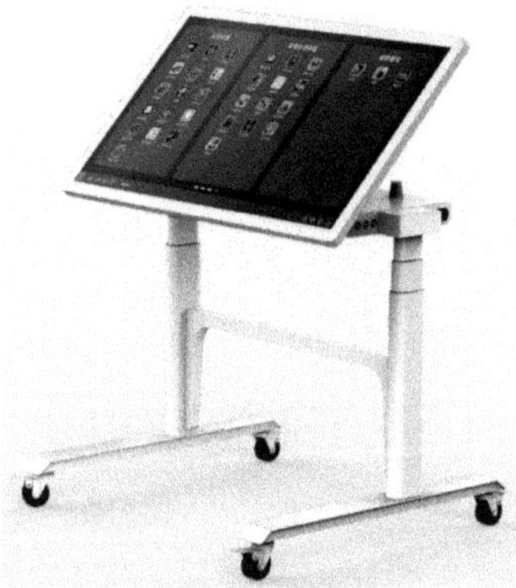

图 1-2-2　数字作业评估与训练系统

二、设备功能

(1) 认知功能训练和运动功能训练相结合：提供认知功能训练、手眼协调训练、思维训练，涵盖了注意力、记忆力、感知能力等训练，还包括形状、颜色、数字、字母、分类、ADL、运动控制、手眼协调等训练。

（2）情景互动训练：站姿或坐姿下，融合视觉、听觉、触觉等多感官的训练模式，调动患者的积极性和主观能动性，让患者更好地参与到康复训练中。

（3）智能化评定管理：可根据评估结果智能推荐训练项目，评定工作智能化、无纸化，节省评定时间和精力。

（4）支持数据联网管理：联机设备可支持不同终端设备的数据共享、查询和下载。

三、适用范围

（1）神经系统疾病：脑卒中、脑外伤、脑瘫后存在形状概念、颜色概念、数字概念、记忆力、注意力、执行功能、逻辑思维等障碍或存在坐位或立位自动态平衡障碍的人群。

（2）肌骨系统疾病：上肢骨折等肌肉骨骼系统疾病的恢复期；存在上肢主动运动能力但运动协调存在障碍、需要在不同角度的上肢运动平面中进行主动运动的人群。

四、注意事项

（1）合理控制治疗时间，把高度和视觉角度调节到适宜位置。

（2）训练开始前，根据训练目标选择合适的训练方案和参数。

（3）治疗过程中，询问患者有无上肢疼痛等不良反应。

多维互动球训练系统

一、设备简介

多维互动球训练系统是用户通过控制带有阻力的互动球进行上肢主动训练，同时融合视觉、听觉、触觉等多维情景反馈，增加训练趣味性，帮助用户进行肌力训练、关节活动度训练、ADL 训练、认知能力、注意力等多维度训练（图 1-2-3）。

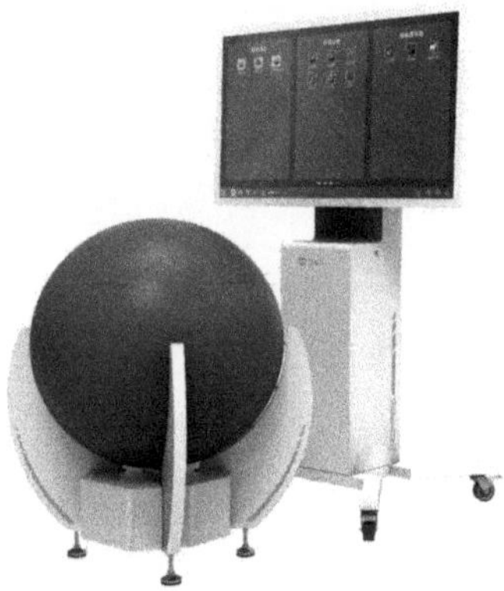

图 1-2-3　多维互动球训练系统

二、设备功能

（1）智能化评测系统：提供量表评测与无线智能传感器评测两种模式，记录全程评估结果，自动生成评估报告，为制定康复训练方案提供科学有效的理论依据。

（2）5 种训练模块：将运动、认知、协调性训练融入到多维互动训练系统中，实现双上肢协同训练与认知训练、专注度训练等多维度训练。

（3）情景互动训练：融合视觉、听觉、触觉等多维情景互动，利用丰富的3D动态场景设计增加训练趣味性，为用户训练带来沉浸式交互体验。且包含30多种情景互动训练的软件系统。

（4）个性化训练方案管理：根据不同用户的康复需求定制个性化训练方案，也可预设常见功能障碍的通用训练方案。

三、适用范围

（1）中枢神经系统疾病：脑卒中、脑外伤、脑瘫后上肢具备一定主动运动能力，但存在形状概念、颜色概念、数字概念、记忆力、注意力、执行功能、逻辑思维等障碍的人群。

（2）肌肉骨骼系统疾病：上肢骨折恢复期，需要在不同角度的上肢运动平面中进行主动运动的人群。

四、注意事项

（1）训练开始前，根据训练目标选择合适的训练方案和参数。

（2）治疗过程中，询问患者有无上肢疼痛等不良反应。

（3）站立训练过程中注意避免患者摔倒。

下肢连续性关节被动活动训练器

一、设备简介

下肢连续性关节被动活动训练器，又称连续关节被动活动设备，是以持续被动运动理论为基础，通过模拟人体自然运动，使关节按照预设好的角度和速度，进行持续的被动运动。激发人的自然复原力，发挥组织代偿作用，进行关节功能恢复训练的一种仪器。最新的连续性关节被动活动训练器包括本体感觉的训练，即对运动状态以及肢体的空间位置的感知能力训练。被动关节角度训练能提高感知能力，达到快速、彻底康复的最佳临床效果(图 1-2-4)。

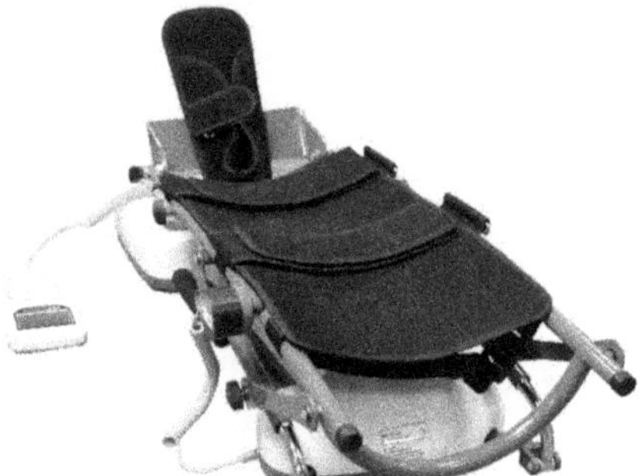

图 1-2-4　下肢连续性关节被动活动训练器(关节康复器)

二、设备功能

(1) 预防患者四肢关节挛缩，促进关节软骨、韧带和肌腱的修复。

（2）改善局部血液循环，减轻肿胀、疼痛等症状。

（3）维护和增加关节活动度，改善患者关节功能，预防关节粘连和僵硬。

（4）加快手术后关节协调性和本体感觉的恢复。

三、适用范围

（1）肌肉骨骼系统疾病：关节肌腱、韧带重建或修补术后、关节成形术后、各种异体人工假体置换术后、骨折内固定术后、骨关节感染治愈后关节功能障碍。

（2）神经系统疾病：脑血管意外后遗症、脊髓损伤患者关节功能障碍。

四、注意事项

（1）在应用设备前，向患者讲解注意事项和治疗过程中可能出现的情况，讲解功能锻炼的作用，争取患者主动配合。

（2）使用前一定要调节好杆件长度，拧紧旋钮，肢体摆放符合要求，上好固定带，防止肢体离开机器支架，从而不能达到要求的活动角度。

（3）应用CPM时应关闭负压吸引管，停机时再放开，防止因负压作用使吸引管内液体回流而造成感染发生。使用过程中有伤口渗血、疼痛等不良反应时要及时停止使用并及时处理。

上下肢主被动训练系统

一、设备简介

上下肢主被动训练系统通过高清触屏，控制动力驱动系统，可实现从早期完全被动训练，到中期的主被动训练，后期的主动抗阻训练，形成一个完整的全场景训练周期。上肢训练可增强手臂、上身和肩膀肌肉力量，并增强呼吸肌力量。下肢训练可增强大腿、小腿肌肉力量，改善平衡能力(图 1-2-5)。

床边下肢主被动训练系统是基于康复早期介入理念，专为卧床用户设计的下肢运动训练系统。通过电机控制，协助卧床用户进行床边被动、主被动、主动抗阻训练，从而把握最佳康复期，提升其心肺循环、肌肉力量、肢体协调性等，为后期康复训练做准备(图 1-2-6)。

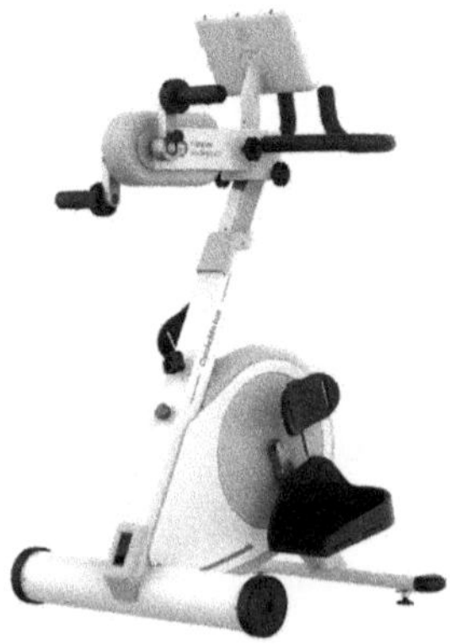

图 1-2-5　上下肢主被动训练系统

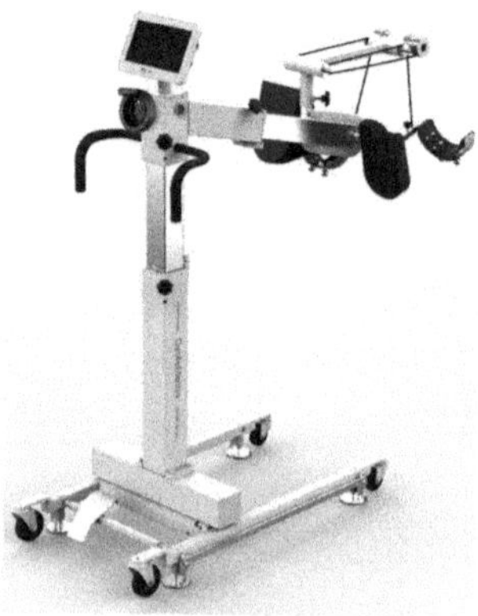

图 1-2-6　床边下肢主被动训练系统

二、设备功能

（1）进行有氧耐力训练：增强患者心肺功能，加强血液循环，预防深静脉血栓。

（2）改善下肢关节活动度：增强下肢各个关节的稳定性与协调性，从而改善患者的站立平衡能力，增强下肢各肌群协调功能。

（3）加强肌力训练：通过闭链运动及下肢肌肉的离心性收缩，在抑制痉挛的同时加强了下肢肌群的力量训练，抑制异常运动模式，为提高患者运动功能、步行速度和耐力打下基础。

（4）缓解骨质疏松：连续有节奏的发力于负重训练有助于增加骨密度，缓解长期卧床等原因造成的骨质疏松。

三、适用范围

（1）神经系统疾病：如脑外伤、脑卒中、脊髓损伤等导致的上下肢运动功能障碍。

（2）骨骼肌肉系统疾病：如肩袖损伤、肩周炎、膝骨关节炎、膝关节韧带修复术后等。

（3）心肺系统疾病：如老年人心肺功能低下等。

四、注意事项

（1）如果患者在锻炼过程中感觉到胸痛、恶心、头晕、呼吸困难，必须立即停止。

（2）练习要从较低速度和负荷开始，按患者的承受能力逐渐提高强度，不要在患者没有准备的情况下突然提高速度或负荷。

(3) 运动时注意掌握呼吸节奏，以患者的呼吸不出现急促和过度喘气为度，应有意识地加强主动呼吸，以便吸入更多的氧气。

(4) 一般应把运动时的心率控制在靶心率范围内，其中上限为(220－年龄)×90%，下限为(220－年龄)×60%。

四肢联动康复训练设备

一、设备简介

四肢联动康复训练设备采用健侧带动患侧，一肢带动三肢进行主动训练的方式。以患者自身的运动驱动锻炼，使患者在锻炼过程中自我调节，从而减少不适。四肢联动的运动模拟日常步行，通过设置不同的锻炼模式以及阻力等级，可以让锻炼近于日常活动，同时这种联合运动也能增强腰背肌力，恢复躯干稳定性，是一种能够适用于早期、中期、后遗症期不同康复期的偏瘫患者以及其他疾病所致的肢体运动功能障碍患者的康复训练设备(图 1-2-7)。

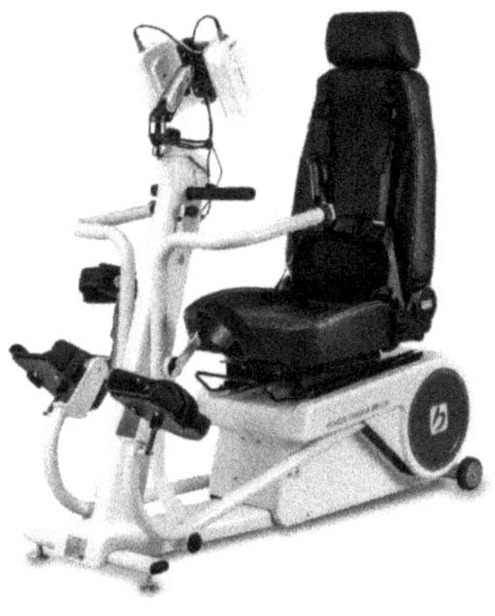

图 1-2-7　四肢联动康复训练设备

二、设备功能

(1) 运动功能：四肢联动康复训练设备可以通过模拟人体

运动轨迹,帮助患者进行各种运动训练,如屈伸、旋转、握拿等。

(2) 力量训练:四肢联动康复训练设备可以提供不同程度的阻力,帮助患者进行力量训练。通过逐渐增加阻力的方式,可以帮助患者逐步恢复肌肉力量,提高肌肉的耐力和爆发力。

(3) 协调训练:四肢联动康复训练设备可以通过模拟复杂的运动模式,帮助患者进行协调训练。提高患者的运动控制能力和运动准确性。

(4) 数据记录和分析:四肢联动康复训练设备可以记录患者的运动数据,如运动范围、速度、力量等。

三、适用范围

(1) 神经系统疾病:如脑外伤、脑卒中、脊髓损伤等导致的上下肢运动功能障碍。

(2) 骨骼肌肉系统疾病:如上肢肩袖损伤、肩周炎、下肢膝骨关节炎、膝关节韧带修复术后等。

(3) 心肺系统疾病:如老年人心肺功能低下等。

四、注意事项

(1) 在使用设备训练之前,应先进行身体检查,确保身体状况适合进行康复训练。

(2) 使用时间和频率应根据个人情况进行调整,避免过度训练导致肌肉疲劳或损伤。

(3) 在使用设备时,应保持正确的姿势和动作,避免错误姿势造成不必要的压力或伤害。

(4) 在设备使用过程中,应注意观察身体的反应和感受,如出现不适或疼痛,应立即停止使用并咨询医生。

等速评估与训练系统

一、设备简介

等速运动又称为可调节抗阻运动或恒定角速度运动，是在预定角速度的前提下，利用专门的等速运动设备，根据关节活动范围中的肌力大小变化相应地调节所施加的阻力，使瞬间施加的阻力与肌力相对等。等速评估及训练系统是指整个关节活动只能依照预先设定的角速度运动，关节活动范围内肌肉的阻力仅使肌力增高，力矩输出增加，而不改变运动角速度大小的一种设备，可用于各种原因所致的运动系统损伤的辅助诊断、康复治疗、疗效评价和预防等(图 1-2-8)。

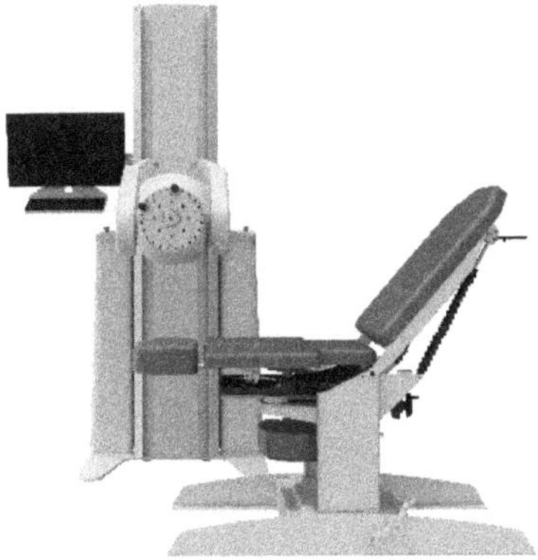

图 1-2-8　等速评估与训练系统

二、设备功能

(1) 安全高效的肌力训练：设备可以针对四肢大关节、腰背肌的向心/离心进行等速肌力训练，等速运动环节中每一点的阻力负荷与其相应的肌力形成了最佳匹配，可以通过改变速度、耐力、特定角度等参数，安全高效地完成肌力训练，加强关节的稳定性。

（2）报表生成、保存与打印：设备可以针对四肢大关节、腰背肌的向心/离心肌力测试，提供力矩峰值、单位最大做功、拮抗肌力矩比等客观量化的数据。

三、适用范围

（1）肌肉骨科系统疾病：如肩关节（肩关节脱位、肩痛综合征等）、肘关节（肱骨内上髁炎等）、髋关节（全髋关节成形术）、前十字韧带损伤、髌骨半脱位、髌骨软化、滑膜皱襞综合征、膝关节疼痛综合征、腰椎间盘病变等。

（2）神经系统病变：如运动神经元病、周围神经系统疾病、脑血管病、脊髓损伤等。

（3）截肢或装配肢体畸形患者。

四、注意事项

（1）需要专人操作和必要的技术培训，这些有利于仪器的顺利使用和维护。

（2）测试前应让受试者做准备活动，尤其是第一次测试的患者，如果对整个过程不熟悉，就无法很好地配合。

（3）测试顺序为按照先健侧后患侧，先轻侧后重侧的顺序，另外，还应做双侧对比。

（4）采取正确体位，固定要牢固，操作按规定进行，以减少系统误差。

第三节　平衡评估与训练设备

平衡能力是人体重要的生理功能，是维持人体姿势的能力，是人体维持站立、行走以及协调地完成各种动作的重要保障。在康复治疗中，患者的主要问题是运动功能障碍，其平衡功能的恢复对其身体姿势的保持、意外摔伤的预防和全身运动功能的恢复至关重要，不仅要恢复患者的坐位和站立位的静态平衡，还要恢复其行走及进行日常活动的动态平衡。平衡设备包括静态平衡设备和动态平衡设备。

坐站一体化平衡评估与训练系统

一、设备简介

坐站一体化平衡评估与训练系统采用大面积压力传感器阵列、高速采集电路，可采集坐姿、坐站转移及站立状态下压力分布，能够实时采集、显示、存储、计算、输出各项评估数据，支持康复早期、中期、后期平衡功能障碍患者评估与训练。提供个性化、趣味化康复训练方案，高效提升平衡能力。同时满足科研与临床需求(图 1-3-1)。

二、设备功能

(1) 提供多维度评估：坐站一体化平衡评估与训练系统支持坐位控制能力、坐站转移能力、站位稳定性评估以及站位自

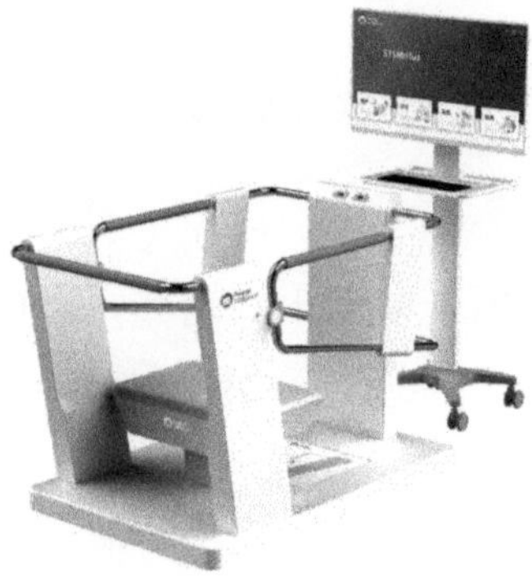

图 1-3-1　坐站一体化平衡评估与训练系统

动态平衡控制能力评估，还包括对姿态健康进行专业评估，提前筛查功能问题，为用户个性化训练以及个人辅具定制提供参考依据。

(2) 各类训练模式结合专业的游戏场景：提高用户参与训练的积极性以及对特定康复任务执行的自我效能。

(3) 递进式训练：针对不同康复阶段用户，采用不同的训练体位，选择适宜的训练方案，早期采用坐位功能训练，提升坐位稳定功能；中期采用坐站转移训练，提高动态转移能力；后期采用站立平衡训练，快速提升站立平衡功能，为稳定步行奠定坚实基础。

三、适用范围

(1) 神经系统疾病：脑卒中、脑外伤、格林巴利综合征、缺血缺氧性脑病、多发性硬化、小脑疾患、脊髓损伤等。

(2) 肌骨系统疾病：骨折及骨关节疾患、截肢、关节置换、髋膝及踝关节损伤、影响姿势与姿势控制的颈部与背部损伤等。

扁平足、高弓足、前掌痛、足跟痛、膝关节痛及颈肩腰腿痛、脊柱功能性侧弯等。

（3）耳鼻喉科疾病：由前庭器官等各种问题导致的眩晕症等。

（4）老年病：随着年龄增长，机体退化，平衡能力下降的老年人。

四、注意事项

（1）当患者具有严重的心肺等疾病，暂时不宜训练。

（2）训练时，治疗师要注意监护患者，以免发生跌倒。

（3）当患者同时存在其他功能障碍时，要注意综合康复。

足底压力分布评估与训练系统

一、设备简介

足底压力分布评估与训练系统集评估与训练于一体，通过大面积压力传感器阵列、高速采集电路、智能分析软件，结合运动生物力学、康复评定知识库、AI 自动识别技术，精准快速评估足部、姿态、平衡功能和稳定极限状态，同时提供针对性情景互动训练方案(图 1-3-2)。

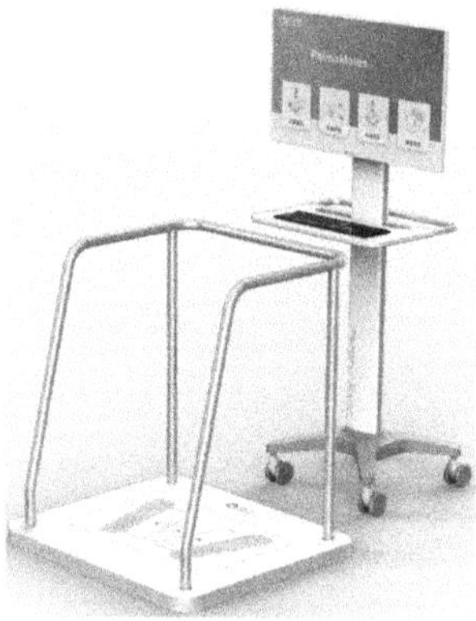

图 1-3-2　足底压力分布评估与训练系统

二、设备功能

(1) 足底压力检测：通过检测得出足弓指数、脚弓中线前后的压力和受力面积，辅助判断患者足弓状态，早期起到筛查、量化异常程度的作用。

(2) 人体姿态检测：通过左右两侧足压比值、足压至高点位置、BMI 指数等，辅助判断患者姿态状态。

（3）平衡功能检测：在睁眼/闭眼状态下，患者双脚/单脚站在设备上，检测到患者压力中心的移动轨迹长、外周面积、偏移距离和速度等数据，辅助判断患者平衡能力情况。

（4）稳定极限检测：通过检测患者向身体周围各方向的倾斜身体压力中心的最大偏移、偏移角度等数据，表现患者维持平衡的能力。

（5）平衡功能训练：提供情景互动式训练，完成评估后进行针对性训练，同时训练过程中提供实时数据，训练结束后提供完整训练数据报告可保存、导出、打印。

三、适用范围

（1）神经系统疾病：脑卒中、脑外伤、格林巴利综合征、缺血缺氧性脑病、多发性硬化、小脑疾患、脊髓损伤等。

（2）肌骨系统疾病：骨折及骨关节疾患、截肢、关节置换、髋膝及踝关节损伤、影响姿势与姿势控制的颈部与背部损伤等。扁平足、高弓足、前掌痛、足跟痛、膝关节痛及颈肩腰腿痛、脊柱功能性侧弯等。

（3）耳鼻喉科疾病：由前庭器官等各种问题导致的眩晕症等。

（4）老年病：随着年龄增长，机体退化，平衡能力下降的老年人。

四、注意事项

（1）当患者具有严重的心肺等疾病，暂时不宜训练。

（2）训练时，治疗师要注意监护患者，以免发生跌倒。

（3）当患者同时存在其他功能障碍时，要注意综合康复。

站立平衡训练平台

一、设备简介

站立平衡训练平台应用特定的振动装置构建不稳定的训练平台，通过对闭链运动的调节和感统训练强度的控制，不断转移躯体重心，形成连续的活动以激活协调能力，实现肢体控制的最佳状态(图 1-3-3)。

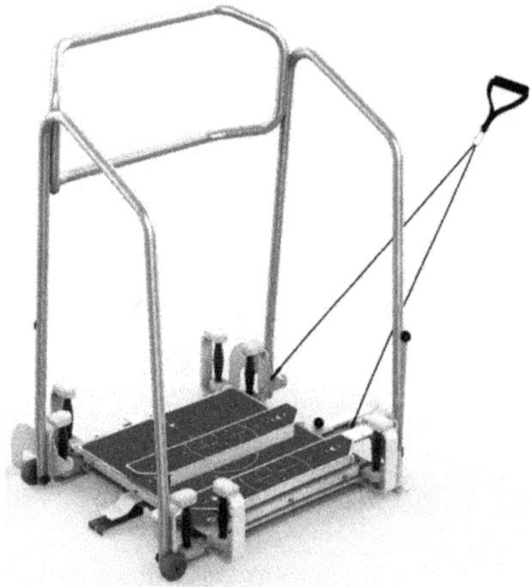

图 1-3-3　站立平衡训练平台

二、设备功能

(1) 摆动幅度可预设：通过在训练前设置摆动幅度范围，调节训练难度，提升训练效果。

(2) 提升站立平衡能力：提升肢体协调能力维持站立平衡，改善生物力学失衡，为稳定步行做好准备。

（3）训练姿势多样化：易于规划训练方案，还可以进行注意力、反应速度等训练。

三、适用范围

适合各种原因造成的平衡障碍，或希望加强平衡功能的用户。

四、注意事项

（1）当患者具有严重的心肺等疾病，暂时不宜训练。

（2）训练时，治疗师要注意监护患者，以免发生跌倒。

（3）当患者同时存在其他功能障碍时，要注意综合康复。

（4）供具备相关专业知识的操作者使用，用于对使用者进行站立平衡训练，以提升其站立平衡能力和肢体协调能力。

第四节　步态评估与训练设备

步态训练设备包括各种类型的下肢康复训练机、步态评估与训练系统、三维步态分析系统等，它可以代偿或者辅助下肢的某些功能，对下肢有功能障碍的患者进行有效的康复训练，锻炼肌肉和关节活动等功能，恢复中枢神经系统对行走功能的控制能力，达到恢复正常步行运动功能的目的。

天轨悬吊康复训练系统

一、设备简介

智能天轨系统的康复训练功能以灵活的方式，帮助患者进行起立、平衡和步行训练。整套系统根据场地环境，利用房顶设计合理的轨道系统，大大节约科室空间。同时提供被动和主动的步行训练模式，与现有多种康复设备组合使用，如：训练用阶梯、平衡杆、训练跑台、步态训练斜梯、地面适应训练系统等（图 1－4－1）。

二、设备功能

（1）训练方式丰富：多种轨道方式组合系统，最大限度保证训练者的自由度，让训练者更贴近日常生活地训练。

（2）均衡的拉力辅助：可以使训练者在最早期进行负重、迈步及平衡三要素相结合的强化步行训练。

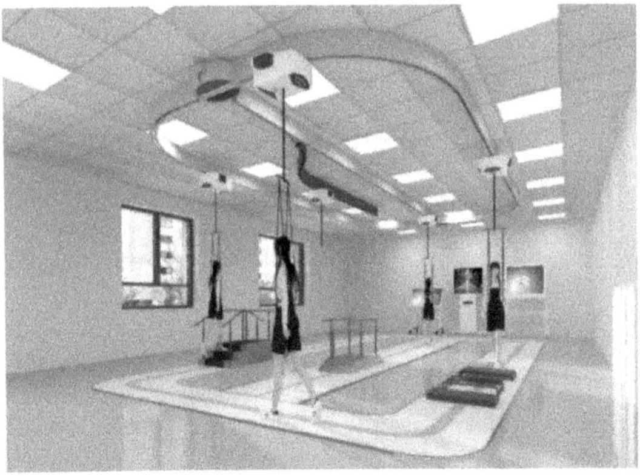

图 1-4-1　天轨悬吊康复训练系统

（3）高度还原真实的步行环境：注重实用性，增加安全性，在低负重的状态下，开展真实场景下综合性步行训练。

三、适用范围

（1）神经系统疾病：脑卒中、小儿脑瘫、颅脑外伤、脊髓损伤、帕金森病等造成平衡功能障碍者。

（2）肌肉骨骼系统疾病：下肢骨折内固定术后、髋/膝关节置换等造成平衡功能障碍者。

四、注意事项

（1）为提高步行能力，建议提供的减重不超过患者体重的30%～40%。如果需要比这更多的减重来完成训练，则使用外骨骼康复机器人可能是合适的。

（2）医护人员在使用移位机时应按照操作规范进行操作，确保患者的安全。操作人员应熟悉移位机的使用方法，遵守相关操作规程。

(3) 移位机需要定期进行维护,保持设备的正常运行。医疗机构应制订相应的维护计划,并委派专人负责设备的维护工作。

(4) 医疗机构应对使用移位机的医护人员进行培训,提高其操作技能和安全意识。

步道式步态评估训练系统

一、设备简介

步道式步态评估训练系统由 2M 压力分布传感器步道、高速矩阵切换采集电路、智能分析软件组成，可测量站立或行走状态下足底的动态与静态压力分布，结合运动生物力学、康复评定知识库、AI 人工智能大数据技术，快速精准评估步态、迈步、姿态和平衡功能状态，提供游戏化康复训练场景和步态分析科研解决方案(图 1－4－2)。

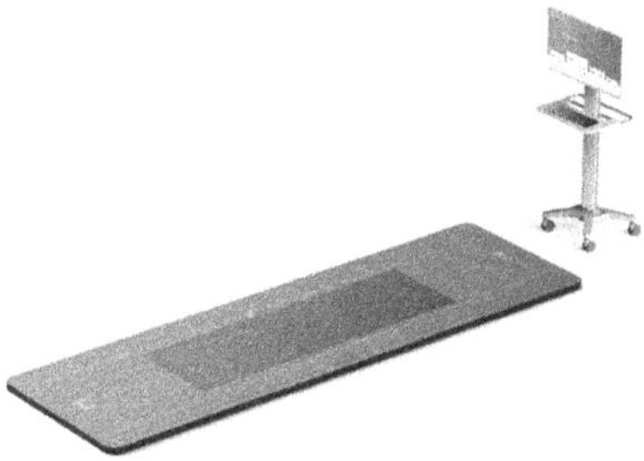

图 1－4－2　步道式步态评估训练系统

二、设备功能

(1) 静态平衡能力评估：支持站位下的足部功能和平衡功能的静态评估，同时支持站走转移、步行下的动态评估，图表呈现详尽专业的评估报告，数据的对比分析一目了然。

(2) 步行能力评估：步态分布分析，从脚印、步态、空时域等多方位对行走过程中足底压力数据进行分析，最终得出评估报告。

(3) 站立平衡训练:针对不同康复阶段用户,结合趣味化的训练游戏,早期选择站位平衡训练,提升平衡能力;中期进行站走转移训练,提高动态转移能力;后续进行步行训练,逐步提升步行能力。

三、适用范围

(1) 神经系统疾病:脑卒中、脑外伤、格林巴利综合征、缺血缺氧性脑病、多发性硬化、小脑疾患、脊髓损伤等。

(2) 肌骨系统疾病:骨折及骨关节疾患、截肢、关节置换、髋膝及踝关节损伤等。

(3) 耳鼻喉科疾病:由前庭器官等各种问题导致的眩晕症等。

(4) 老年病:随着年龄增长,机体退化,平衡能力下降的老年人。

四、注意事项

(1) 当患者具有严重的心肺等疾病,暂时不宜训练。

(2) 训练时,治疗师要注意监护患者,以免发生跌倒。

(3) 当患者同时存在其他功能障碍时,要注意综合康复。

医用跑步机

一、设备简介

跑步机是在原地行走、跑步或攀爬的一种设备，跑步机康复设备一般包括机架、跑台、跑步皮带、电机驱动和电子表等。一般分为机械跑步机和电动跑步机两种。机械跑步机是依靠患者脚与跑步带的摩擦力带动来运行的，运动时扭力更容易使受力部位关节和肌肉、肌腱组织产生慢性疲劳。电动跑步机是依靠电机带动跑步带运行，通过调速器来控制马达转速实现调节跑步速度的。调速器将传感器的信号进行处理（电压转换），然后计数，得到速度。电动跑步机使患者以不同的速度或坡度被动地跑步或步行，运动的舒适性大大改善，同时电动跑步机还可以通过控制系统及集成电子设备来记录患者运动距离、运动时间、消耗热量等运动数据，心率测试功能可以准确显示出运动时的实时情况（图 1－4－3）。

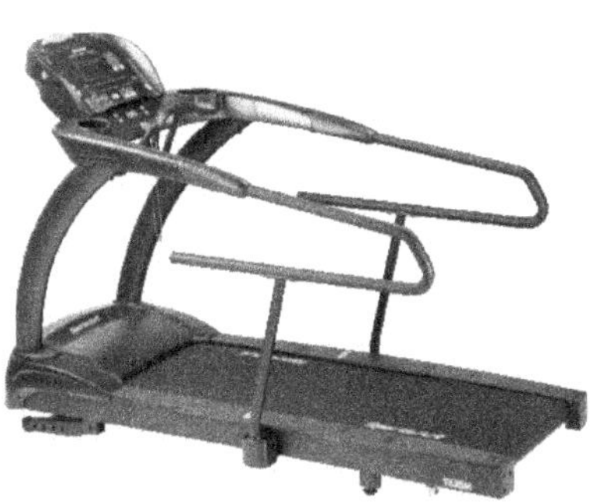

图 1－4－3　医用跑步机

二、设备功能

（1）进行有氧耐力训练：增强患者心肺功能，加强血液循环，预防深静脉血栓。

（2）加强肌力训练：通过闭链运动及下肢肌肉的离心性收缩，在抑制痉挛的同时加强了下肢肌群的力量训练，抑制异常运动模式，为提高患者运动功能、步行速度和耐力打下基础。

（3）缓解骨质疏松：连续有节奏的发力与负重训练有助于增加骨密度，缓解长期卧床等原因造成的骨质疏松。

三、适用范围

（1）神经系统疾病：脑卒中、脑外伤后恢复期具有一定步行能力的患者。

（2）肌肉骨骼系统疾病：下肢骨折后遗症患者。

（3）老年患者：需要加强体力训练的老年患者。

四、注意事项

（1）跑步机使用前，请先检查跑步机是否放置平稳。

（2）开机时，患者须站立在跑步机两边的防滑条上。

（3）训练时请将安全锁拉线夹夹在衣服上，遇到紧急情况时可安全停止训练。

（4）运动姿势必须正确，设备只限于一个人在跑步机上训练，严禁超载运动。

第五节　上下肢康复机器人

上下肢康复机器人是一种高科技医疗设备，旨在帮助因疾病或损伤导致上下肢功能障碍的患者恢复其运动功能。这些机器人通过模拟人体的自然运动模式，提供定制化的训练方案，包括但不限于关节活动范围的训练、力量增强以及步态恢复等。上下肢康复机器人通过其先进的技术和人性化的设计，为患者提供了安全、有效的康复解决方案，极大地提高了康复的效率和效果。

腕关节康复机器人

一、设备简介

腕关节康复机器人主要应用于腕关节功能损伤患者恢复期的上肢功能评估、分析与训练。可自定义进行参数设置，实现认知训练、肌力训练、运动控制训练、关节活动度训练，有贯穿整个康复周期的视觉、听觉、感知觉的多维度交互反馈。其可通过前臂的旋前旋后、腕关节屈伸、腕关节尺桡偏等运动控制训练，来提高吃饭、拧毛巾、倒水等日常生活动作能力，强化正确的动作记忆，重塑腕关节的功能(图 1-5-1)。

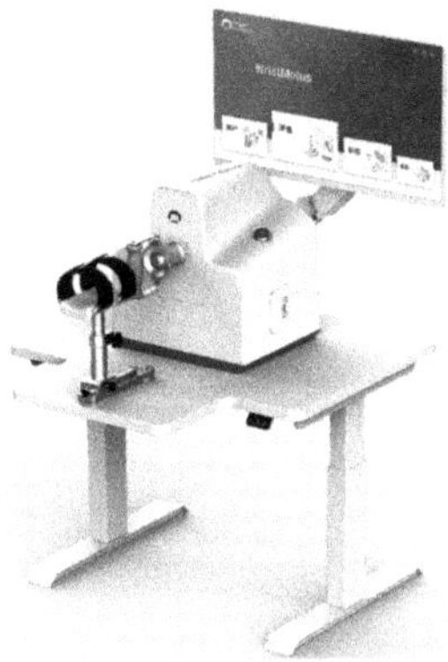

图 1-5-1　腕关节康复机器人

二、设备功能

（1）评估功能：提供腕关节屈曲伸展、腕关节尺偏桡偏、前臂旋前旋后主动活动范围、被动活动范围等评定项目，为患者腕关节功能情况和后期康复进程提供依据。

（2）运动协调训练：从活动度、肌力、运动控制能力等方面入手，结合不同力学环境场景，提供被动、助力、主动、抗阻多种游戏化运动模式训练。

（3）静态力量训练：提供等长训练游戏。即用户于安静状态下，在腕关节某一角度，多次持续向某方向用力。

（4）思维训练：结合协调训练、日常生活活动训练，提供感知觉等方面的游戏，进行思维训练。

（5）报表生成、保存与打印：评估报表包含主动活动范围、被动活动范围等；训练报表包含运动速度、力量、主动占比等。报表可以输出为 PDF 文档。

三、适用范围

（1）神经系统疾病：脑卒中、脑外伤、脊髓损伤、脑瘫等引起前臂及腕关节功能障碍。

（2）骨骼肌肉系统疾病：腕关节软组织损伤恢复期、腕关节骨折术后。

四、注意事项

（1）训练开始前，根据训练目标选择合适的训练方案和参数。

（2）治疗过程中，询问患者有无上肢疼痛等不良反应。

（3）排除禁忌证：患者有明显意识障碍、上肢肌张力≥3 级时，不适合进行此设备训练。

上肢康复机器人

一、设备简介

上肢康复机器人是基于力反馈技术，为用户提供多样有效的目标导向性训练的上肢康复机器人。针对不同功能状态的患者，进行上肢活动度、运动控制等量化评估，提供上肢运动协调能力、静态力量和思维训练，可模拟丰富的力学环境，同时可自定义训练轨迹，帮助患者进行精准的上肢运动控制训练。训练结束自动生成分析报告，为康复过程提供量化的数据参考。通过充满趣味且力道充沛的人机训练提高治疗师的工作效率(图 1－5－2)。

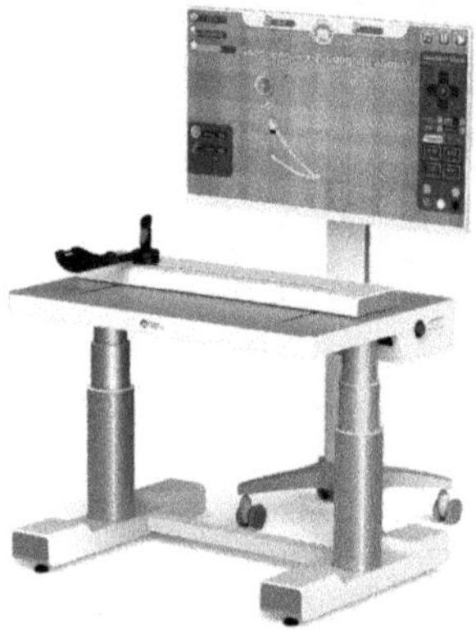

图 1－5－2　上肢康复机器人

二、设备功能

(1) 评估功能：提供活动范围、运动控制能力等多维度的功能评估，通过详细的评估数据，精确客观地评价每个动作的轨迹，自动生成训练分析报告。

(2) 肌力训练：提供针对上肢的等长/等张训练模式，模拟生活中的力学场景，包括动态情况下的弹性碰撞、质量惯性、轨道引导、黏滞拖动等，为患者带来真实的视、听、触多感官交互体验，实现肌力强化。

(3) 关节活动度训练:提供主被动活动训练,增加用户上肢关节活动范围。

(4) 运动控制训练:提供精确靶向性训练,提高用户上肢运动控制能力。

(5) 认知训练:通过任务导向性训练改善患者偏侧忽略及注意力、记忆力等认知能力。

(6) 报表生成、保存与打印:评估报表包含主动活动范围、被动活动范围等;训练报表包含运动速度、力量、主动占比等。报表可以输出为 PDF 文档。

三、适用范围

(1) 中枢/外周神经系统疾病:脑外伤、脑卒中、脊髓损伤等导致的上肢功能障碍。

(2) 骨骼肌肉系统疾病:如上肢或肩关节骨化肩袖损伤、肩周炎等。

(3) 心肺系统疾病:如肩部辅助呼吸肌群弱化,老年人心肺功能低下等。

四、注意事项

(1) 训练开始前,根据训练目标选择合适的训练方案和参数。

(2) 治疗过程中,询问患者有无上肢疼痛等不良反应。

(3) 排除禁忌证:患者有明显意识障碍、上肢肌张力≥3 级时,不适合进行此设备训练。

(4) 设备两侧有紧急制动按钮,突发意外可按下急停按钮,请在医生或治疗师指导下使用。

三维上肢康复机器人

一、设备简介

三维上肢康复机器人通过柔顺的手感、上肢动态减重，同时提供被动、助力、主动、抗阻四种不同的训练模式，帮助上肢运动功能障碍的患者在三维空间内，进行上肢运动控制和日常生活能力的训练(图 1-5-3)。

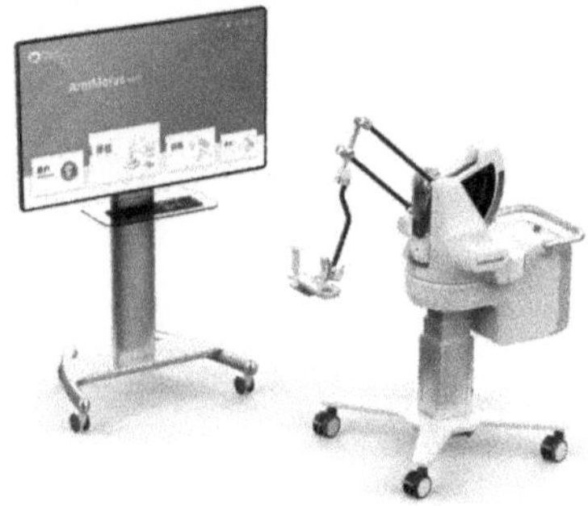

图 1-5-3 三维上肢康复机器人

二、设备功能

(1) 评估功能：提供主被动活动范围功能评估，自动生成训练分析报告，辅助判断患者上肢功能状态。

(2) 关节活动度训练：在三维中具有大的工作空间，前臂旋转的问题得到针对性加强，肩关节活动范围得到改善。提供主被动活动训练，增加用户上肢关节活动范围。

(3) 肌力训练：通过情景模拟或直接结合实物进行相关训练，尽可能贴近日常生活和娱乐活动，为患者带来真实的视、听、触多感官交互体验，实现肌力强化。

（4）运动控制训练：通过设置适合的训练模式、手臂的重力补偿减重等，引导患者尽可能主动参与训练，让患者在有限的肌肉活动下自我启动、完成和关注更重要的运动，提高患者上肢运动控制能力。

（5）认知训练：通过任务导向性训练改善患者偏侧忽略及注意力、记忆力等认知能力。

（6）报表生成、保存与打印：评估报表包含主动活动范围、被动活动范围等；训练报表包含运动速度、力量、主动占比等。报表可以输出为 PDF 文档。

三、适用范围

（1）神经系统疾病：适用于中枢神经损伤（如脑卒中、脑外伤、脊髓损伤等）或周围神经损伤（如臂丛神经损伤）造成的上肢运动控制障碍，包括无随意运动、活动范围减少、运动速度缺陷、运动稳定性缺陷、运动方向偏移等，以及由于损伤造成的任务理解障碍的患者。

（2）肌肉骨骼系统疾病：适用于关节、肌肉创伤（如肩袖损伤）、关节炎症（如肩周炎），或者手术后长期制动，造成上肢关节本体感觉功能缺陷和运动控制障碍患者。

四、注意事项

（1）训练开始前，根据训练目标选择合适的训练方案和参数。

（2）治疗过程中，询问患者有无上肢疼痛等不良反应。

（3）排除禁忌证：患者有明显意识障碍、上肢严重疼痛、上肢肌张力≥3 级时，不适合进行此设备训练。

踝关节康复机器人

一、设备简介

踝关节康复机器人用于踝关节功能障碍者在足背伸/跖屈双向进行康复评估及训练。通过视觉、听觉、感知觉交互反馈及多元化游戏视觉结合的方式，打造智能评估及训练系统，通过基于力反馈的柔顺控制技术，康复机器人既可以模拟出无限接近于零阻力情况下的动态效果，还能模拟出现实场景中的力学效果，为踝关节功能障碍患者提供多样有效的目标导向性训练。系统可自定义参数设置进行被动牵伸、运动控制、思维认知、静态力量等多种评估及训练模式，实现全周期精准康复(图 1-5-4)。

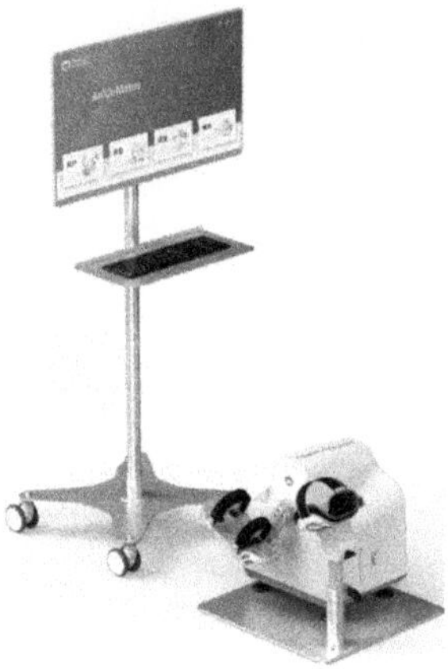

图 1-5-4　踝关节康复机器人

二、设备功能

(1) 活动范围评估功能：提供踝关节跖屈、背屈主动活动范围、被动活动范围评定项目。评估完成后提供相应报表对评估数据进行记录。

(2) 等速肌力评估功能：提供踝关节向心模式和离心模式等速肌力评定项目。评估完成后可生成单侧或双侧对比报表。报表包含力矩峰值趋势图、力矩-时间曲线图、力矩-角度曲线图、评估参数表等数据。

(3) 运动协调训练：从活动度、肌力、运动控制能力、步态控制能力等方面入手，结合不同力学环境场景(如按需辅助、冰面模拟、惯性模拟、阻力模拟等)，提供多种游戏训练。可实时显示相关运动数据。

(4) 静态力量训练：从肌力和肌耐力等方面入手，提供等长训练游戏。即用户安静状态下，在踝关节某一角度，多次持续向某方向用力。

(5) 牵伸训练：提供持续被动运动和末端停留时间，进行被动牵伸训练。可实时显示相关数据，并加以分析生成含角度趋势图、力矩趋势图等相关训练报告。

(6) 等速肌力训练：提供速度保持不变，阻力随肌力的变化而变化的训练方式。可实时显示相关运动学数据，并生成相关训练报告。

(7) 思维训练：结合协调训练、日常生活活动训练，提供感知觉等方面的游戏，进行思维训练。

三、适用范围

(1) 中枢神经系统损伤：脑卒中、脑外伤、脊髓损伤、多发性硬化等影响踝足功能的疾病。

(2) 骨骼肌肉系统损伤：踝关节骨折、踝关节扭伤、跟腱拉伤等运动损伤康复；功能衰退造成的肌肉力量、关节稳定性下降、活动度受限等问题。

四、注意事项

(1) 在应用设备前，向患者讲解注意事项和治疗过程中可能出现的情况，讲解功能锻炼的作用，争取患者主动配合。

(2) 排除禁忌证：下肢血栓；严重意识障碍；中重度认知障碍；炎症急性期；骨折不稳定期；严重骨质疏松；骨关节肿瘤；康复医生认为不适合训练的其他症状。

(3) 训练开始前，了解踝关节活动度情况，根据训练目标选择合适的训练方案和参数。

(4) 治疗过程中，询问患者有无踝关节疼痛等不良反应。

减重悬吊式下肢外骨骼康复机器人

一、设备简介

减重悬吊式下肢外骨骼康复机器人主要由减重支持系统、医用跑台以及下肢外骨骼运动装置等部分组成，是一套帮助下肢运动功能障碍患者在平板上进行外骨骼辅助下的减重步行训练系统。患者可以在跑台上自动进行运动治疗，提高训练效率，并通过在不断反馈的激励环境中提供高度集中、个性化的训练来改善治疗结果(图 1-5-5)。

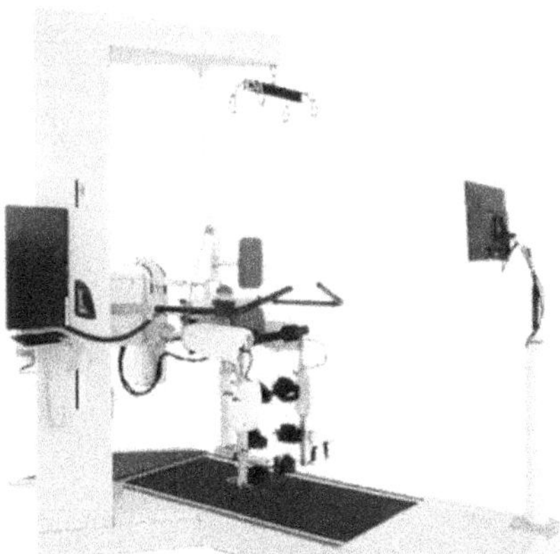

图 1-5-5　减重悬吊式下肢外骨骼康复机器人

二、设备功能

(1) 运动控制训练：通过训练参数调节可在运行过程中对

控制步速、走行角度、偏移角度、关节助力等参数进行调节；提供主动、助力、被动训练模式。

(2) 减重静态/动态支撑：静态模式用于患者的升降与移动。动态模式可在患者训练的步态周期内起到基本支撑和配合重心上下起伏的作用。

(3) 虚拟现实互动：患者可通过视觉感受到不同的虚拟现实训练场景，使其有身临其境的感受，减少枯燥性，通过多种游戏模式进行训练动作的引导。

(4) 训练评估：可即时反映患者在训练过程中下肢的力量曲线及关节活动范围，方便治疗师及时观察患者的状态、记录一个步态周期内任意时刻数据并给予适当的调整。

三、适用范围

(1) 神经系统疾病：如脑卒中、小儿脑瘫、颅脑外伤、脊髓损伤、帕金森病等。

(2) 肌肉骨骼系统疾病：下肢骨折内固定术后、髋关节置换、膝关节置换、踝关节置换、半月板损伤术后稳定期、下肢关节退行性病变慢性期、运动损伤慢性期等。

(3) 心肺系统疾病：冠心病、肺炎、慢性阻塞性肺疾病等长期卧床后导致心肺功能下降而行走受限者。

(4) 长期制动人群：引起全身或局部生理功能减退而出现关节挛缩、肌肉萎缩、压疮、便秘、体位性低血压等。

四、注意事项

(1) 所有训练都需要在治疗师的监督下完成，保证患者出现特殊情况时第一时间处理。

(2) 训练过程中患者在下肢康复机器人引导下迈步,完成每个完整的步态周期,并尽可能让患者支撑体质量、控制躯干的伸展以及充分地屈伸髋和膝关节。

(3) 治疗师在治疗过程中需要注意患者反馈,在治疗前对剂量的选择应进行评估,在治疗过程中应循序渐进。

(4) 患者如果出现心慌、头晕等不适症状,需要立即停止训练,观察并调整训练参数。

(5) 使用下肢康复机器人可能需要注意压疮、皮肤擦伤,最常见的皮肤受压发生红斑的部位为胫骨前、股骨大转子、骶部、腹部和足背,这些主要与绑带固定有关。

(6) 严重的骨质疏松会加大训练时骨折风险,当怀疑需要进行训练的患者存在严重的骨质疏松时,可通过病史(如长期卧床)或骨密度检查进行判断。

下肢外骨骼康复机器人

一、设备简介

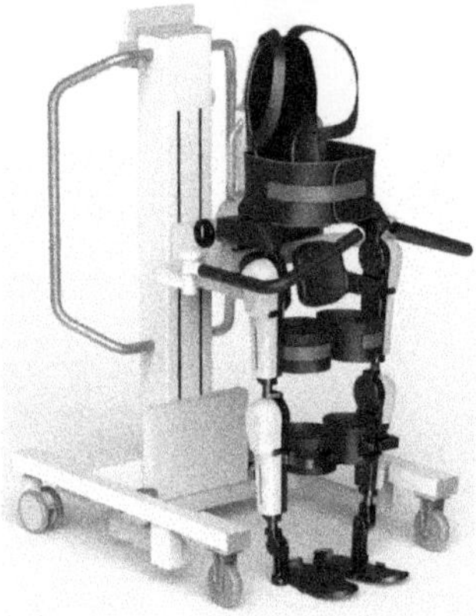

图 1-5-6 下肢外骨骼康复机器人

下肢外骨骼机器人以步态机械腿为核心，与固定支架配合，穿脱方便的同时，能为各类型下肢运动障碍的患者提供早期安全坐站及步行训练。设备通过节律性步行、重心自由浮动、实际的落地行走，并且可根据不同情况的患者调整步高、步长、步速等多种步态参数，实时提供量化的数据参考，在康复早期给用户提供正确的感觉输入，强化刺激大脑功能重组，从而重塑下肢功能（图 1-5-6）。

二、设备功能

（1）原地踏步训练：提供屈髋屈膝训练，用户在站立状态下，进行重复的屈髋屈膝训练，降低下肢肌张力，改善髋膝活动度及双下肢协调能力，加强头部及躯干控制，改善直肠膀胱功能。

（2）真实落地步行训练：稳定重复完成节律性步行动作。高强度、高重复性的机器人辅助步行练习对中风后的患者有更好的效果，有助于早期改善行走能力，可能是通过在瘫痪侧摆动阶段的膝关节屈曲辅助，增加训练量，以及通过对瘫痪肢体的精细调节的姿态摆动辅助机制，优化训练难度水平。

（3）量化数据实时监测：训练过程中实时展现摆动期主动占比、各关节运动角速度、步行步数、距离等数据。

三、适用范围

（1）神经系统疾病：如脑卒中、小儿脑瘫、颅脑外伤、脊髓损伤、帕金森病等。

（2）肌肉骨骼系统疾病：下肢骨折内固定术后、髋关节置换、膝关节置换、踝关节置换、半月板损伤术后稳定期、下肢关节退行性病变慢性期、运动损伤慢性期等。

（3）心肺系统疾病：冠心病、肺炎、慢性阻塞性肺疾病等长期卧床后导致心肺功能下降而行走受限者。

（4）长期制动人群：引起全身或局部生理功能减退而出现关节挛缩、肌肉萎缩、压疮、便秘、体位性低血压等。

四、注意事项

（1）所有训练都需要在治疗师的监督下完成，保证患者出现特殊情况时第一时间处理。

（2）训练过程中患者在下肢康复机器人引导下迈步，完成每个完整的步态周期，并尽可能让患者支撑体质量、控制躯干的伸展以及充分地屈伸髋和膝关节。

（3）治疗师在治疗过程中需要注意患者反馈，在治疗前对剂量的选择应进行评估，在治疗过程中应循序渐进。

（4）患者如果出现心慌、头晕等不适症状，需要立即停止训练，观察并调整训练参数。

（5）使用下肢康复机器人可能需要注意压疮、皮肤擦伤，最常见的皮肤受压发生红斑的部位为胫骨前、股骨大转子、骶部、腹部和足背，这些主要与绑带固定有关。

（6）严重的骨质疏松会加大训练时骨折风险，当怀疑需要进行训练的患者存在严重的骨质疏松时，可通过病史（如长期卧床）或骨密度检查进行判断。

第六节　振动康复设备

振动康复设备是一种通过振动训练，改善神经肌肉控制、力量和功能以及骨密度的康复设备，包括深层肌肉振动设备和振动训练设备等。

深层肌肉振动设备

一、设备简介

深层肌肉振动设备，即电动肌肉刺激设备，可用于缓解各种肌肉疾病所导致肌肉的疼痛。通过机械振动作用于深部肌肉组织，刺激其本体感觉功能，改善病痛组织，刺激组织释放止痛因子，进而达到止痛的目的(图 1-6-1)。

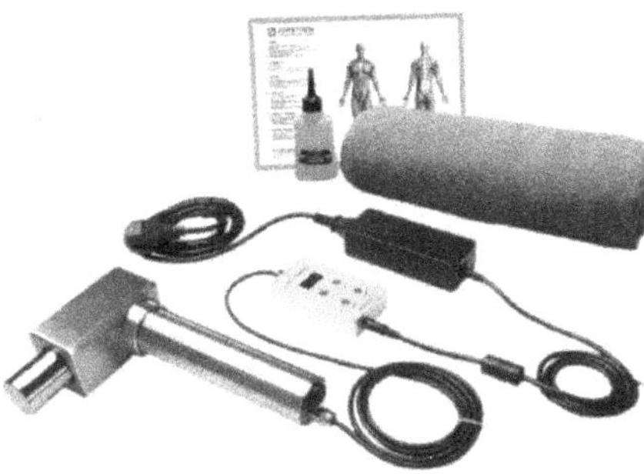

图 1-6-1　深层肌肉振动设备

二、设备功能

（1）放松痉挛肌肉：快速连续的振动和打击，可以降低竖脊肌、棘间韧带及背部胸腰段筋膜的密度，恢复肌肉弹性，松解肌肉粘连，缓解治疗师工作强度。

（2）镇痛：有效松解肌筋膜，降低过度紧张的神经肌筋膜组织的紧张度，可以通过皮肤上感觉神经的反射作用来产生镇静效果，治疗由肌筋膜粘连引起的慢性疼痛。

（3）改善血液流动：舒张血管，使组织获得足够的新鲜氧气及营养，将炎症产物分解并通过血液排除。

三、适用范围

（1）肌肉骨骼疾病：颞下颌关节紊乱综合征、偏头痛、颈椎病、腰椎病、肩周炎、腱鞘炎、网球肘、膝关节慢性劳损、足底筋膜炎、肌肉拉伤、骨折术后及松解术后的关节肌肉挛缩。

（2）神经系统疾病：脑卒中、脑外伤、脊髓损伤后引起的肌肉痉挛不适。

四、注意事项

（1）治疗前向患者说明操作方法，消除其顾虑。

（2）用深层肌肉振动治疗仪在肌肉丰厚处进行放松。

（3）治疗部位应垫治疗垫（根据患者的情况和治疗部位调整治疗垫的厚度），避免治疗头与人体直接接触。

（4）治疗中一旦患者出现头晕、冷汗等不良反应，应立即停止，并做相应的处理。

振动训练系统

一、设备简介

振动训练设备是一种用振动方式来改善神经肌肉控制、力量和功能的训练设备。根据振动模式分为上下垂直振动（三维振动系统）和左右交替倾斜振动。左右交替倾斜振动可以将振动明显地传达到躯干，尤其是背部肌肉，激活各部分肌肉参与运动，提高训练效果；同时，传递到头部的振动却明显小于垂直振动系统。

振动训练设备分为站立床式和站立式。相比站立式，站立床式振动康复系统可为不能自主站立的患者提供多功能、多模式的选择，对虚弱或不具备训练条件的患者逐渐增加训练强度，直到能完全负担身体重量（图 1－6－2，图 1－6－3）。

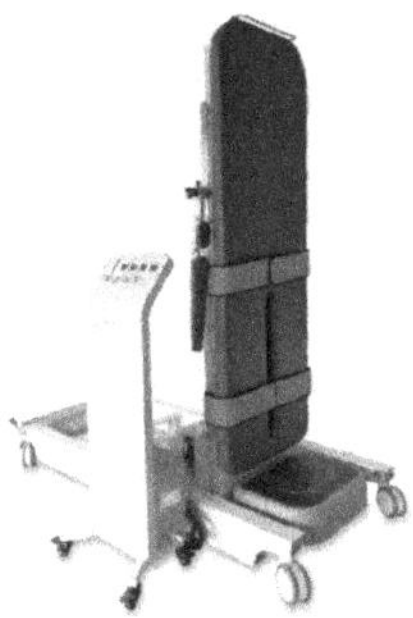

图 1－6－2　站立床式振动训练设备

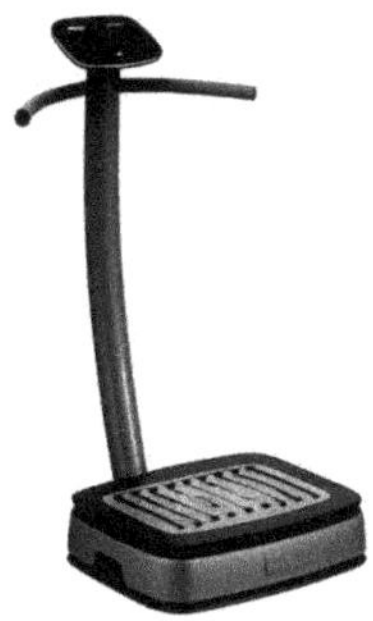

图 1－6－3　站立式振动训练设备

二、设备功能

（1）增强肌肉力量：振动康复训练仪可以通过振动刺激肌肉，促进肌肉的收缩和放松，从而增强肌肉力量。这对于康复患者来说尤为重要，可以帮助他们恢复受损的肌肉功能。

（2）提高平衡能力：振动康复训练仪可以模拟不稳定的平衡环境，通过振动刺激人体的平衡感受器官，从而提高平衡能力。这对于一些平衡功能受损的患者来说非常有帮助，可以减少跌倒的风险。

（3）改善协调性：振动康复训练仪可以通过振动刺激人体的神经系统，提高神经肌肉的协调性。这对于康复患者来说非常重要，可以帮助他们恢复受损的协调功能。

（4）促进血液循环：振动康复训练仪的振动可以促进血液循环，增加血液供应到肌肉和关节，从而加速康复过程。这对于一些需要恢复血液供应的患者来说非常有益。

（5）缓解疼痛：振动康复训练仪的振动可以刺激人体的神经系统，释放内源性镇痛物质，从而缓解疼痛。这对于一些患有慢性疼痛的患者来说非常有帮助。

三、适用范围

（1）神经系统疾病：脑卒中、脑外伤、脊髓损伤后引起的平衡与协调功能障碍。

（2）肌肉骨骼系统疾病：腰背痛、肌源性疾病等。

（3）其他：预防骨质疏松、压力性尿失禁等。

四、注意事项

(1) 使用时应选择平稳的地面，确保设备稳定，避免因不稳定而导致意外伤害。

(2) 使用过程中，根据个人的康复需求和医生的建议，选择适当的振动频率和强度。

(3) 使用时应注意身体姿势的正确性，避免不正确的姿势造成不必要的伤害。

(4) 在使用过程中，如出现不适或异常情况，应立即停止使用，并咨询专业人士的意见。

第二章

认知功能检测系统

认知功能检测系统主要用于认知与情绪障碍患者的总体认知功能、注意、记忆、语言、计算、定向执行及推理能力等方面的评估与训练。国内认知康复设备基于汉语语言本身的特点以及使用者对汉语心理加工的特点，更加贴近汉语使用者的生活，与国外产品相比优势在于，适合汉语使用者使用的认知障碍评估及康复。

认知功能评估与训练系统

一、设备简介

认知功能评估与训练系统是通过计算机辅助治疗师对患者进行量表评定与综合康复训练，采用临床上常用的评估量表对患者进行功能评定，确定其障碍程度，智能定制个性化的训练计划，融合有趣的训练游戏，同步改善患者的认知功能障碍及言语功能障碍，帮助其回归社会生活(图 2-0-1)。

二、设备功能

(1) 认知功能评估与训练系统是针对认知功能的智能筛查和认知障碍干预的计算机辅助工具。可针对儿童认知障碍给予科学、快捷的评估，并提供多种干预训练。

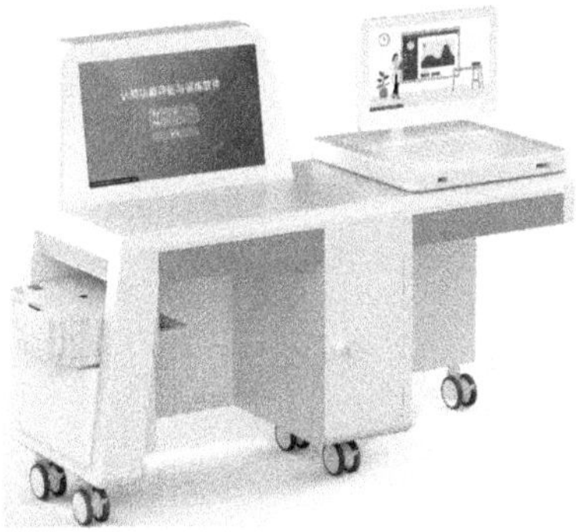

图 2-0-1 认知功能评估与训练系统

(2) 康复教育系统中提供认知能力各个维度的训练，以大量的测试数据为指标，可评测儿童各项认知能力所对应的水平，并根据评测结果导入个体化训练方案。

(3) 根据不同儿童的认知发展水平差异，导入相应的等级甄别题和等级测试题。通过五级甄别和等级测试，对感知能力、注意能力、记忆能力、计算能力、思维想象能力五项认知能力进行详细测评。

三、适用范围

产品适用于因精神发育迟滞、语言发育迟缓、伴有认知障碍的脑瘫、孤独症谱系障碍引起的轻度认知障碍用户的辅助治疗和康复训练。

四、注意事项

(1) 合理控制治疗时间，把高度和视觉角度调节到适宜位置。

(2) 训练开始前，根据训练目标选择合适的训练方案和参数。

(3) 治疗过程中,询问患者有无上肢疼痛等不良反应。

(4) 意识障碍、严重精神障碍患者慎用。

(5) 评估和训练期间,保持诊室安静。

第三章

物理因子治疗设备

第一节　电疗设备

应用不同脉冲频率的电流作用于人体以治疗疾病的方法称为电疗法，包括低频电疗法（电流频率<1 kHz）、中频电疗法（电流频率在 1～100 kHz）、高频电疗法（电流频率>100 kHz）。电疗法在医学领域的应用已有 100 多年的历史，随着电疗学的发展，有些治疗方法逐渐消失或被替代，而经皮神经电刺激（TENS）、神经肌肉电刺激、功能性电刺激、等幅中频电疗法、调制中频电疗法、干扰电疗法、短波疗法、超短波疗法、微波疗法等的临床应用已有明确的理论基础和实验证据支持，成为康复治疗中较常用的物理治疗方法。

经皮神经电刺激治疗仪

一、设备简介

经皮神经电刺激疗法是通过皮肤将特定的低频脉冲电流输入人体刺激神经达到镇痛、治疗疾病的方法。这种疗法所采用的电流为频率 2～160 Hz，波宽 2～500 μs 的单相或双相不对称方波脉冲电流。经皮神经电刺激治疗仪一般包括主机、电极线和吸附电极 3 个主要部分(图 3-1-1)。

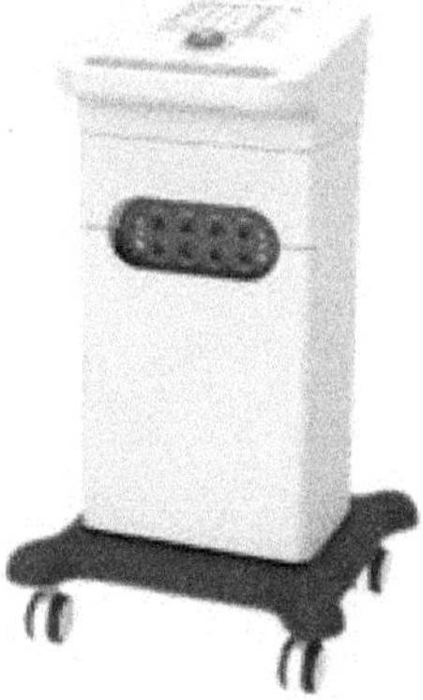

图 3-1-1 经皮神经电刺激治疗仪(神经和肌肉电刺激仪)

二、设备功能

(1) 止痛:TENS 可以降低疼痛强度和疼痛所引起的不适感,其降低疼痛强度的效果比较明显,是有效的止痛手段。

(2) 止呕:使用神经刺激内关穴可有效缓解术后患者因使用吗啡类止痛药所产生的呕吐反应。

(3) 微血管扩张:TENS 可以促进组胺的释放,导致微血管扩张。

(4) 消除水肿:TENS 可刺激肌肉收缩,产生机械性压迫促进静脉和淋巴回流,消除水肿。

三、适用范围

(1) 手术切口痛。

（2）急性疼痛和神经痛。

（3）慢性疼痛：坐骨神经痛、偏头痛、关节痛等。

四、注意事项

（1）电刺激前应剃除治疗部位的毛发，以降低皮肤阻抗。

（2）为避免电灼伤，电流密度不能过大，且治疗时应注意电极片和皮肤紧密接触。

（3）所选择的电极片应避免患者过敏。

（4）长时间的电刺激或高强度电刺激都可能造成电灼伤。因此，治疗前、治疗中和治疗后应及时检查皮肤的状况。

神经肌肉电刺激治疗仪

一、设备简介

神经肌肉电刺激疗法通常指采用低频脉冲电流刺激运动神经或肌肉，使骨骼肌或平滑肌收缩，以恢复其运动功能的一种电刺激治疗方法。大量的临床研究证实，神经肌肉电刺激疗法能显著改善患者的肢体功能，提高患者的行走功能和日常生活自理能力，明显降低致残率。在肢体瘫痪的康复治疗中，神经肌肉电刺激疗法是一种被广泛应用的治疗方法。设备一般包括主机、电极线、治疗用吸附电极(图 3-1-2)。

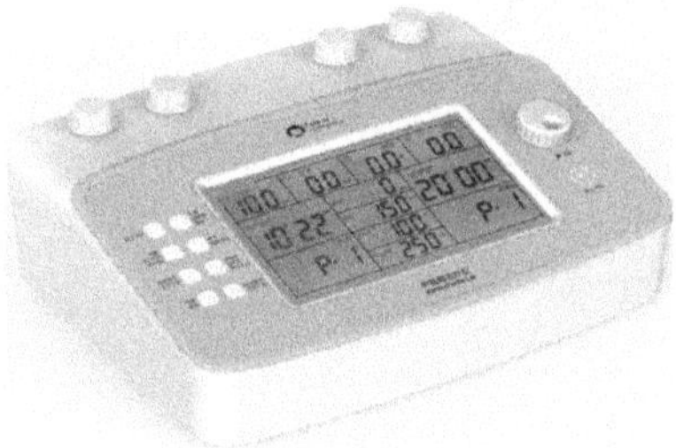

图 3-1-2　神经肌肉电刺激治疗仪

二、设备功能

(1) 维持及增加关节活动度：无论是改善主动关节活动度还是被动关节活动度，电刺激的强度应使关节能抗重力达到最大范围活动，但刺激强度不能过大，以免引起不必要的反射。

(2) 增强肌肉力量、预防肌肉萎缩：关节损伤患者的肌力下降和反射性抑制有关，而单纯的运动训练对反射性抑制的疗效并不明显，神经肌肉电刺激可有效改善反射性抑制引起的肌力下降。

(3) 缓解肌肉痉挛：大量的研究证据证实拮抗肌电刺激可以改善大多数患者的肌肉痉挛。

(4) 肌肉再教育：研究证明电刺激治疗后受试者的肌力增加，受试者的运动控制能力增强，反应时间缩短，但肌肉的横截面积并未增加。其机制可能与大量的感觉输入对中枢神经系统的刺激、运动觉和本体感觉的输入、对运动神经元的直接刺激有关。

三、适用范围

下运动神经元损伤引起的弛缓性瘫痪：失用性肌萎缩、习惯性便秘、宫缩无力等。

四、注意事项

(1) 高血压或低血压患者可能会引起自主神经系统反应，对高血压和低血压患者的血压控制产生影响，所以在治疗期间应仔细监控患者的血压。

(2) 脂肪组织过多的区域脂肪组织导电性差、电阻大，引起肌肉激活所需的电刺激强度较大，可能导致不良的自主神经反应。所以在治疗过程中需要密切监测患者的情况。

(3) 治疗电流的强度以能引起肌肉的明显可见收缩而无疼痛为度，避免波及邻近肌肉或引起过强的收缩。

(4) 肌肉收缩的次数以不引起过度疲劳为度。对大肌肉或病情严重的肌肉，应减少每分钟收缩的次数，刺激数分钟后休息数分钟，达到每次治疗共收缩 40～60 次。

功能性电刺激治疗仪

一、设备简介

功能性电刺激是利用一定强度的低频脉冲电流通过预先设定的程序刺激目标肌肉的支配神经，诱发肌肉收缩，以替代或矫正器官及肢体已丧失功能的电刺激疗法，属于神经肌肉电刺激的一种。其应用的前提条件之一是脊髓前角到目标肌肉神经肌肉接头之间的下运动神经元通路保持完整，即主要应用于上运动神经元损伤所致的运动功能障碍，刺激后可以产生即刻的功能性活动，如抓握动作、功能性行走等（图 3－1－3）。

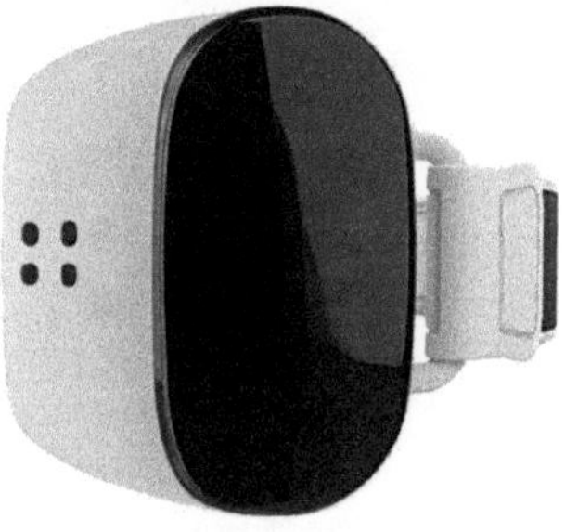

图 3－1－3　功能性电刺激治疗仪

二、设备功能

(1) 增强关节和肌肉本体感觉传入：功能性电刺激能够更好地促进运动再学习，在刺激神经肌肉的同时，刺激传入神经，加上不断重复的运动模式信息传入中枢神经系统，在皮层形成兴奋痕迹，促进运动功能的代偿性“恢复”或功能重建。

(2) 将主动重复性训练和任务结合起来：会有效地促进病灶周围未受累运动皮质的功能重组。因为它是在患者完成功能性任务的过程中给予电刺激，功能性电刺激需要患者主动参与，且能在训练过程中设计不同任务，也满足了动作新颖性和高度功能性的要求。

三、适用范围

（1）脑卒中、脊髓损伤、脑瘫后的上下肢运动功能障碍。

（2）马尾或脊髓损伤后的排尿功能障碍。

（3）中枢性呼吸肌麻痹。

（4）脊柱侧弯等。

四、注意事项

（1）高血压或低血压患者可能会引起自主神经系统反应，对高血压和低血压患者的血压控制产生影响，所以在治疗期间应仔细监控患者的血压。

（2）脂肪组织过多的区域脂肪组织导电性差、电阻大，引起肌肉激活所需的电刺激强度较大，可能导致不良的自主神经反应。所以在治疗过程中需要密切监测患者的情况。

（3）治疗电流的强度以能引起肌肉的明显可见收缩而无疼痛为度，避免波及邻近肌肉或引起过强的收缩。

等幅中频电治疗仪

一、设备简介

应用频率为1～20 kHz的等幅正弦电流以治疗疾病的方法称为等幅中频电疗法。由于这种电流处于音频段,因此又有音频电疗法之称。等幅中频电治疗仪一般包括主机、电极线和治疗用吸附电极三部分(图3-1-4)。

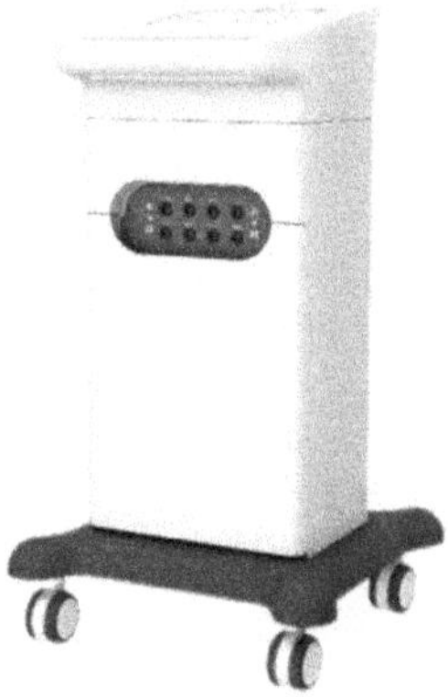

图3-1-4 等幅中频电治疗仪

二、设备功能

(1) 镇痛:单次音频电流治疗可使局部皮肤痛阈明显上升,有明显的即时镇痛作用,但持续时间不长。对术后或烧伤后的瘢痕疼痛、剧痒症状则有显著而持久的疗效。

(2) 促进或调节局部血液循环:音频电流对异常的血管扩张可促其收缩,如瘢痕前期、急性皮炎时扩张的毛细血管。

(3) 软化瘢痕和松解粘连：音频电流对瘢痕和粘连的组织有软化和松解作用。经过一定时间的治疗，瘢痕缩小、变平，颜色变淡，质地变软。

(4) 消炎、消肿：音频电流对淋巴管炎、乳腺炎、肩周炎、腱鞘炎等一些慢性炎症有较好的促吸收、消散作用。改善局部血液循环，增加局部营养，促进局部组织代谢。

(5) 促进神经功能恢复：音频电流直接作用于神经炎症和损伤的局部，通过改善局部血液循环、局部的营养和代谢，促进炎症的消散和损伤的修复。

(6) 调节神经系统的功能：音频电流作用于神经节段或皮肤内脏反射区，可调节内血管、分泌腺体及脏器的功能。如两电极置于颈椎两侧，可使高血压患者血压下降，睡眠好转。

(7) 提高生物膜的通透性：等幅正弦中频电流能增加生物膜通透性，使药物分子因浓度梯度而扩散透过生物膜。

(8) 音频电流叠加直流电药物离子导入：音频电流可降低皮肤电阻，提高皮肤对直流电的耐受力，可加大电流量，有利于药物离子导入。

三、适用范围

(1) 皮肤瘢痕增生、外伤或术后浸润、粘连、血肿机化、关节纤维性强直、炎症后浸润硬化、注射后硬结、阴茎海绵体硬结、硬皮病、肌纤维组织炎硬结、腹腔盆腔炎症浸润包块。

(2) 慢性咽喉炎、声带肥厚、关节炎、肩关节周围炎、慢性盆腔炎、神经炎。

(3) 神经痛、带状疱疹后神经痛、术后尿潴留、术后肠麻痹等。

四、注意事项

（1）音频电疗仪不应和高频电疗仪近距离同时工作，或共用一个接线板，以防受高频电磁波干扰不能正常工作，或可能导致患者出现“电击”现象。

（2）治疗前需检查局部皮肤有无破损，因为皮肤表皮电阻较大，破损后局部的电阻大大降低，电流密度增大，易产生电灼伤。

（3）患者取舒适、便于治疗的体位，治疗过程中不要随意移动，有不适立即告知治疗师。

（4）缓慢调节电流输出，并询问患者的感觉。若电极下有持续的灼痛，则应立即终止治疗并进行检查，若电极下皮肤出现鲜红斑块或水疱，应对症处理，视情况决定是否继续疗程。

干扰电治疗仪

一、设备简介

将两路频率分别为 4 kHz 与(4 000±100)Hz 的中频正弦交流电流通过两组电极交叉地输入人体，在电力线交叉的部位形成干扰场，产生差频变化为 0～100 Hz 的低频调制中频电流，以这种干扰电流治疗疾病的方法称为干扰电疗法。干扰电治疗仪一般包括主机、电极线、治疗用吸附电极(图 3-1-5)。

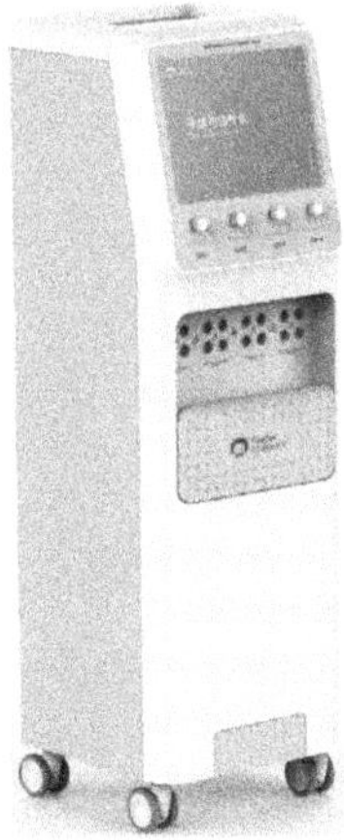

图 3-1-5
干扰电治疗仪

二、设备功能

(1) 促进血液循环作用：干扰电作用后局部毛细血管开放数量增加，毛细血管和动脉管径扩大，血流速度增加，有利于局部炎症渗出液及组织间水肿的吸收消散。促进损伤组织的修复，以及缓解或消除因缺血造成的肌痉挛等。

(2) 镇痛的作用：干扰电流的促进血液循环作用能直接或间接地改善或消除一些因缺血、炎症、水肿、退变和外伤等导致的疼痛。对肌痉挛患者肌张力异常所致的疼痛，可通过干扰电刺激，减低肌梭系统的敏感度而减轻肌痉挛，可有效打破疼痛—肌痉挛—疼痛的恶性循环。

(3) 对运动神经和骨骼肌的作用：干扰电引起的骨骼肌收

缩反应强度和活动范围都显著大于低频电流，而不引起皮肤疼痛。在对大肌群或较深肌肉进行刺激时，其效应也优于低频电流。干扰电刺激可增强肌肉的爆发力，以此提高运动成绩。

（4）对自主神经和内脏功能的调节作用：干扰电流刺激自主神经，能改善内脏血液循环，提高内脏平滑肌张力，促进内分泌腺体分泌，如治疗胃下垂、子宫下垂、老年性便秘和尿失禁及调整肾上腺、卵巢、肝脏等内分泌腺体的功能。

（5）促进骨折愈合的作用：国内有人在动物实验中观察到，将干扰电流的交叉干扰场作用于骨折线上，以小剂量刺激，可促进骨痂形成，加速骨折愈合。

三、适用范围

（1）神经炎症、肌筋膜炎、颈椎病、肩关节周围炎症、骨关节炎症。

（2）肌张力低下、肌萎缩、骨骼肌肌力和耐力低下。

（3）软组织、内脏纤维增生和粘连。

四、注意事项

（1）干扰电电极尺寸根据病变部位大小选定，不可太大或太小，以保证病变区域有适宜的电流密度。两组电路4个电极交叉点应位于需治疗的病变部位。两电极之间距离一般不小于电极的横径。抽吸电极局部使用时间不可过长，治疗后需检查皮肤情况。

（2）调节输出时必须两组同时、速度一致、强度相同。治疗时间内应酌情再调节1～2次电流量，以维持治疗量。

（3）治疗过程中注意观察和询问患者的反应，出现异常情况，立即终止治疗并进行处理。

（4）治疗后应注意询问患者有无肌肉疼痛、僵硬、疲劳等现象，若治疗后出现这些情况，则下次治疗应酌情减量或减少治疗频次。

（5）治疗结束后，电极和衬垫要及时清洁处理，硅胶电极用清水清洗，不可用酒精擦拭。自黏电极不必清洗，但导电凝胶若有脱落，或黏有较多污垢则要及时更换。吸盘电极要清洁彻底，避免在吸盘内藏有污垢。

调制中频电治疗仪

一、设备简介

中频电流被低频电流调制后，其幅度和频率随着低频电流的幅度和频率的变化而变化，称为调制中频电流，应用这种电流治疗疾病的方法称为调制中频电疗法。低频调制波的频率一般在 1～150 Hz，这是低频脉冲电流治疗最佳频率段。调制中频电疗设备一般包括主机、电极线、治疗用吸附电极（图 3-1-6）。

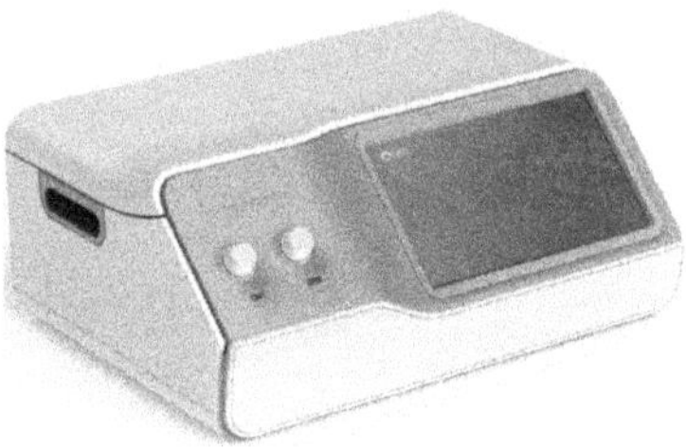

图 3-1-6　调制中频电治疗仪

二、设备功能

（1）消炎镇痛：调制中频作用明显，以频率为 100 Hz 的低频调制波对中频电流进行全波连续调制、间歇调制或变频调制时镇痛效果较好，且有较强的舒适感。调制中频镇痛作用和电流刺激改善局部血液循环及提高局部痛阈等因素有关。

（2）促进血液循环及淋巴液回流：调制中频有明显的促进血液循环和促进淋巴液回流的作用。毛细血管开放的数量增多，血流速度加快，局部组织温度升高。因缺血出现的症状会有不同程度的减轻。使淋巴管径扩大，促进淋巴回流作用。

(3) 锻炼骨骼肌：调制中频的间调波和逐渐增大调幅度的调幅波因强度变率较大，可明显提高运动神经和肌肉的兴奋性。可用于失用性肌萎缩、失神经肌肉的治疗。这和干扰电相比，其优点是间调波可让肌肉在收缩后得到充分的休息，以利于再次收缩。和低频电流相比，对皮肤刺激性小，局部组织电阻低，人体可耐受较大的电流。

(4) 调节平滑肌张力：调制中频中的连调波、间调波，有调整胃肠、胆囊、膀胱等内脏平滑肌张力，促使其恢复正常状态的作用。

(5) 调整内脏功能：根据神经节段反射原理，调制中频作用于颈交感神经节可影响大脑血管的紧张度，改善脑部血流。作用于脊髓的下颈段和上胸段，可改善心脏的血流功能和肺脏的呼吸功能。作用于腰交感神经节，可改善盆腔和下肢的血液循环。

三、适用范围

(1) 肌肉骨骼疾病：肌肉扭伤、血肿机化、肌筋膜炎、韧带损伤、腰椎间盘突出、第三腰椎横突综合征、失用性肌萎缩。

(2) 下肢动脉阻塞性周围血管病。

四、注意事项

(1) 采用半波整流调制中频电流时，由于含有直流电成分，电极下会发生一定的电解反应，有或多或少的酸碱电解产物产生，会刺激皮肤，故不可用自黏电极，应采用硅胶电极，电极下需垫 0.8～1 cm 厚的棉质衬垫，衬垫尺寸比电极约大出 1 cm。用温热水浸湿后以不滴水为宜，均匀地贴敷于治疗区皮肤上，用以吸附电解产物，避免损伤皮肤。在衬垫上摆放好硅胶电极，以沙袋或弹性绷带固定。

（2）治疗失用性肌萎缩和失神经肌肉时，应注意观察肌肉是否有疲劳，及时调整治疗参数。

短波、超短波治疗仪

一、设备简介

短波的波长为 10～100 m，频率为 3～30 MHz。应用短波治疗疾病的方法称为短波疗法。超短波的波长为 1～10 m，频率为 30～300 MHz。应用超短波治疗疾病的方法称为超短波疗法。短波疗法与超短波疗法都属于高频电疗法，处于超高频段。短波与超短波治疗仪一般包括主机（短波发生器与控制电路）、电极线和电极板（图 3-1-7，图 3-1-8）。

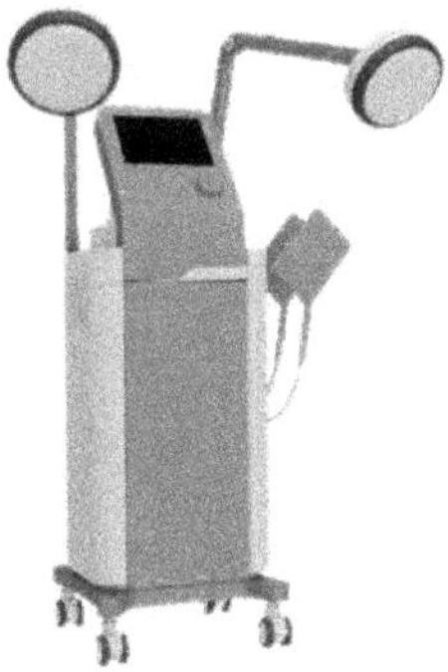

图 3-1-7　短波治疗仪

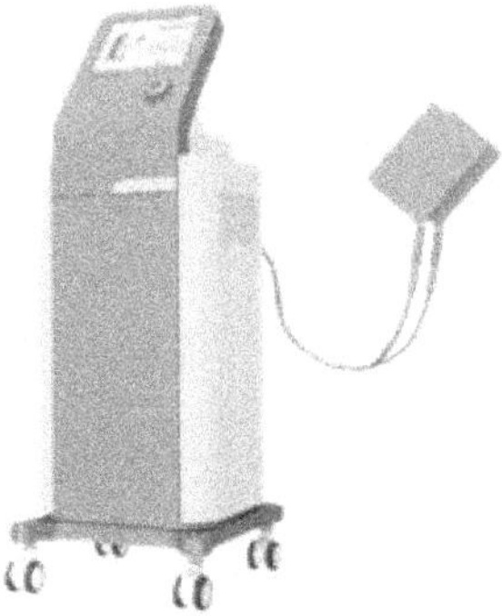

图 3-1-8　超短波治疗仪

二、设备功能

超短波疗法与短波疗法的治疗作用近似，但超短波的作用深度深于短波，可深达骨组织，在脂肪层中产生热量较多。

（1）消炎消肿，促进组织修复：短波电流有促进深部组织器官血液循环的作用。通过加速局部组织血液循环，带来更多促进组织修复的营养物质，以及吞细胞、抗体、凝集素等抗炎物质，促进炎症及水肿的消散吸收，加快组织营养修复。

(2) 解痉止痛：短波作用于人体组织可以产生局部温热作用，温热效应可以降低神经兴奋性、缓解肌肉痉挛，从而达到解痉镇痛的作用。

(3) 改善内脏功能：短波作用于肝胆区时可增加肝脏解毒功能，促进胆汁分泌；作用于肾脏时可以使肾脏血管扩张血流量增加，排尿量增多，在急性肾衰竭时，有良好的促排尿效果；作用于胃肠区时可缓解胃肠平滑肌痉挛，提高胃肠分泌及吸收功能。

(4) 对中枢神经系统有抑制作用：长期处于短波电场作用下，可以出现嗜睡、头痛、疲乏、消化功能失调等症状。

三、适用范围

(1) 炎症：如胃肠炎、肺炎、支气管炎、膀胱炎、慢性肾炎、五官炎症、关节炎等。

(2) 疼痛：神经痛、肌肉痉挛性疼痛。

(3) 血管和自主神经功能紊乱：对于下肢动脉闭塞等血运较差的疾病，局部不能直接使用短波治疗，可以使用交感神经节反射治疗，即在健侧使用短波治疗扩张健侧组织微循环，通过交感神经反射扩张病侧组织微循环，从而达到改善组织循环的治疗作用。

(4) 其他：如组织愈合不良、颈椎病、腰椎间盘突出症、腰肌劳损、扭挫伤等。

四、注意事项

(1) 治疗室需用木质地板、木质床椅，室内应减少金属管道走行，如有需要，用隔离罩加以隔离，治疗仪必须有安全接地线。治疗室应远离其他易受高频干扰的仪器。

（2）治疗前要去除患者身上所有金属物（如饰品、金属扣、钥匙、各种磁卡、手机等），体内有金属物时，要采用电容电极特殊设定的电极摆放方法，使用最小剂量。体内有金属物时，不能使用线圈场法。

（3）治疗部位应保持干燥，潮湿的衣物、伤口的湿敷料应去除，汗液、泪液、伤口的分泌物应擦拭干净。二便控制障碍患者，在下腹部治疗前应排空二便。

（4）电极及电缆线不能交叉接触或打卷，以防短路；电缆、电极板、电线与皮肤间均需垫以衬垫，以免烫伤。治疗输出电线间的最短垂直距离不能小于治疗电极板间的最小垂直距离。

（5）治疗中患者不能触摸仪器、其他金属物品、其他人肢体，并需经常询问患者的感觉，尤其是感觉障碍者，以免烫伤。

微波治疗仪

一、设备简介

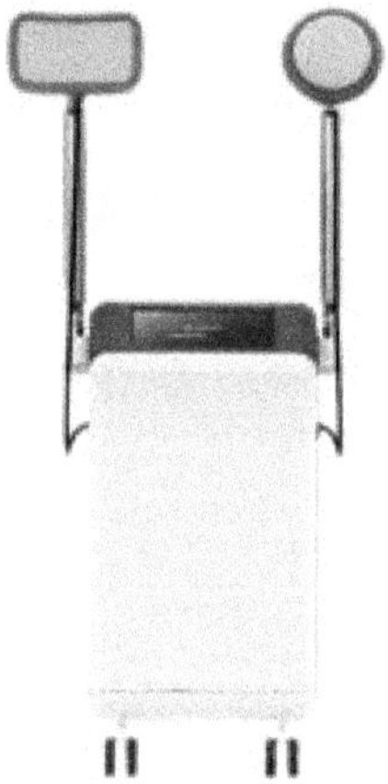

图 3-1-9　微波治疗仪

微波的波长为 10 mm～1 m，频率为 300～300 000 MHz。微波分 3 个波段：分米波（波长 10 cm～1 m，频率 300～3 000 MHz），厘米波（波长 1～10 cm，频率 3～30 GHz），毫米波（波长 1～10 mm，频率 30～300 GHz）。分米波与厘米波属于高频电疗法，处于特高频波段。应用微波治疗疾病的方法称为微波疗法，微波设备一般包括主机、电极线和电极板（图 3-1-9）。

二、设备功能

（1）对血液及免疫系统的作用：机体接受分米波的辐射后，组织温度升高，局部血管扩张，血液循环加强，组织代谢加快，有助于消肿和炎症因子的排除。

（2）对神经肌肉的作用：短时间小剂量可使神经系统兴奋加强，分米波作用于周围神经，可降低痛阈，具有镇痛作用。作用于肌肉，可缓解肌肉痉挛和降低肌张力。

（3）对心脏血管系统的作用：小剂量微波可改善冠状动脉和心肌梗死时的血液供应。

(4) 对呼吸系统的作用：小剂量微波可使呼吸减慢，肺部轻度充血，肺泡间隙白细胞浸润，对肺炎有较好的治疗效果。

(5) 对消化系统的作用：小剂量调节胃肠分泌和排空功能，减慢胃肠蠕动，抑制胃酸分泌。

(6) 对内分泌系统的作用：小剂量可促使肾上腺皮质激素的分泌，还可以使甲状腺和内分泌活动增强。

(7) 对生殖系统的作用：小中剂量的分米波对前列腺炎有明显的治疗效果。

(8) 对炎症的作用：在炎症的急性期，小剂量的分米波辐射炎症病灶，抑制致炎因子的合成和刺激其分解，降低微血管壁的通透性，从而抑制炎症的发展。在炎症的亚急性和慢性期，分米波的温热作用可改善局部血液循环，促进肿胀消退和组织修复。

三、适用范围

分米波疗法的临床应用及适应证基本同短波疗法。

(1) 亚急性、慢性炎症：如支气管炎、肺炎、乳腺炎、胃炎、胆囊炎、盆腔炎、疖、痈、肩周炎、关节周围炎、类风湿关节炎、蜂窝织炎、前列腺炎、退行性骨关节炎等。

(2) 伤口愈合迟缓、颈椎病、带状疱疹后遗神经痛、软组织伤、关节活动障碍等。

四、注意事项

(1) 辐射器必须与电缆紧密连接，勿空载辐射。

(2) 眼部不宜用分米波治疗。头面部治疗时，需戴防护眼镜或 40 目铜网保护眼睛；下腹部、腹股沟、大腿上部治疗时，应用防护罩或40目铜网保护阴囊、睾丸、卵巢。

（3）小儿慎用微波，因微波会损害生长中的骨组织，所以骨骺部位禁用；老年人因血管脆性增加，故也应慎用。

（4）对温度感觉迟钝或丧失者及严重血液循环障碍者应慎用。

（5）严格遵守各辐射器的剂量和距离要求，避免过量。

第二节　光疗设备

光疗设备应用人工光源或日光辐射治疗疾病的方法称为光疗法。光疗法所采用的人工光源有红外线、可见光、紫外线、激光4种，光疗法在伤病的治疗中应用广泛。光波的波长短于无线电波。按照光波波长排列，光谱可依次分为红外线、可见光与紫外线三部分。

红外线治疗仪

一、设备简介

应用红外线治疗疾病的方法称为红外线疗法。红外线是指波长范围760 nm～1 000 pm的不可见光，在光谱中位于红光之外，是光波中波长最长的部分。医用红外线是指波长在760 nm～400 μm的光线，根据它的波长不同可分为近红外线和远红外线。红外线辐射于人体时主要产生温热效应，故又有热射线之称。红外线治疗仪一般包括主机和辐射器(图3-2-1)。

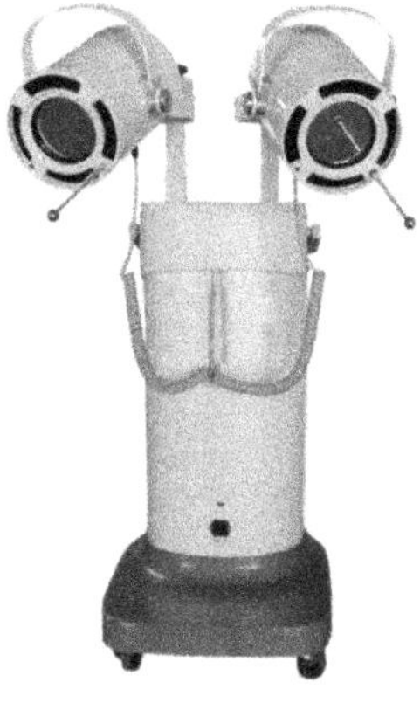

图3-2-1　红外线治疗仪

二、设备功能

(1) 促进血液循环:热可以使局部皮肤毛细血管扩张充血,血流加快,组织温度升高,新陈代谢旺盛,加强组织的营养过程,加速组织的再生能力和组织细胞活力,加速炎症产物及代谢产物的吸收。

(2) 促进组织再生:热可以改善组织营养,促进成纤维细胞和纤维细胞的再生,促进肉芽生长,增强组织修复和再生功能,加速伤口愈合。

(3) 缓解肌肉痉挛:通过热传递使肌肉温度升高,降低神经末梢兴奋性,使牵张反射减弱,肌张力下降,肌肉松弛。

(4) 消炎作用:热能提高吞噬细胞的吞噬能力,并通过血液循环的改善,加快炎症渗出物的吸收,有利于炎症的控制和消散。

(5) 镇痛作用:热能降低感觉神经的兴奋性,并通过缓解肌肉痉挛、消肿、消炎和改善血液循环而治疗各种疼痛。

(6) 增强免疫功能:热能升高血液白细胞数,提高机体细胞免疫功能。

(7) 表面干燥作用:红外线照射可以升高局部温度,蒸发水分,对于渗出严重的皮肤表面,能使渗出物在表皮结成防护性痂膜,防止渗出。

(8) 其他作用:热可以软化瘢痕、松解粘连。

三、适用范围

(1) 疼痛:神经痛、肌肉痉挛性疼痛。

(2) 慢性损伤:扭伤、肌肉劳损、软组织肿胀。

（3）炎症：神经炎、术后伤口、术后粘连、蜂窝织炎、痈、乳腺炎、盆腔炎、腱鞘炎、关节炎等。

四、注意事项

（1）对于神志昏迷者或局部有感觉障碍、血液循环障碍者一般不予照射，必须治疗时应减少治疗剂量，避免烫伤发生。

（2）头、面、肩、胸部治疗时，患者应戴护目镜，或以布巾、纸巾或浸水棉花覆盖眼部，避免红外线直射眼部。

（3）治疗部位有伤口时应先予清洁再照射。

（4）治疗前应告知患者治疗时的正常感觉，治疗过程中患者不得任意挪动体位，不得自行移动照射仪器，密切观察患者照射部位皮肤，同时询问患者是否有不适。

（5）夏季进行大面积光浴治疗时，治疗后要注意休息、及时饮水。

（6）如辐射量过大时，可出现褐色大理石样的色素沉着或者水疱，需及时处理和停止照射。

激光治疗仪

一、设备简介

激光其本质和普通光一样,具有波粒二重性的特点。但激光发射的机制和普通光不同,是受激辐射放大产生的光,能量密度很高,因此具有亮度高、方向性好、单色性好及相干性强等特点。激光治疗仪一般包括主机、导线和辐射器(图 3-2-2)。

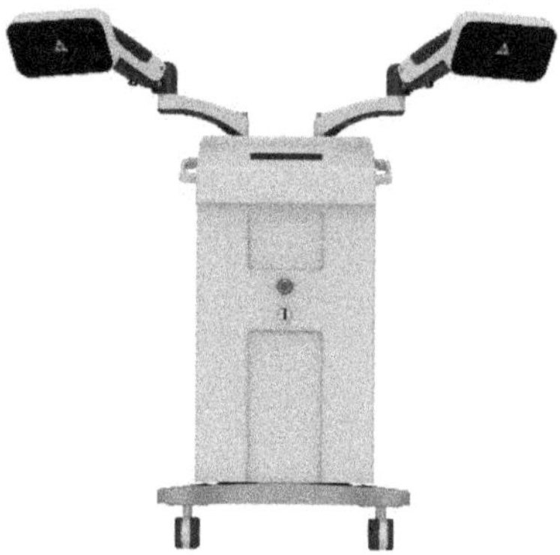

图 3-2-2　激光治疗仪

二、设备功能

(1) 消炎止痛:结合生物刺激和光学机械刺激,促进组织愈合的同时提供强大且非致瘾性的疼痛管理。

(2) 加速溃疡和伤口的愈合:从细胞水平上进行生物刺激,加快 ATP 的合成;进一步促进 RNA 和 DNA 的合成和加速细胞修复;加快细胞活动,促进酶合成及细胞膜灌注。

（3）加速骨折的愈合：He－Ne 激光照射可刺激骨痂部位血管新生，加速骨的形成，并认为激光的效应可能是调节了骨细胞的功能，促进骨痂代谢。

（4）促进血液循环、加速淋巴排毒：浅表组织吸收红外波段的激光可产生热效应，舒张血管，增加其通透性，加快血流灌注。

（5）促进神经再生：当周围神经被损伤后，如果神经细胞完好，用 He－Ne 激光照射，可以促进神经再生。在临床上用于治疗面神经麻痹、三叉神经痛等疾患。

（6）促进皮瓣成活：He－Ne 激光照射与免疫抑制剂治疗相结合，可以延长异体皮肤抑制存活时间，用半导体激光照射可以使坏死的组织成活。

（7）增强机体免疫功能：He－Ne 激光照射后可以促进 B 细胞分化，从而增强机体的体液免疫功能，还可以使巨噬细胞吞噬活性增加。

三、适用范围

（1）肌肉骨骼疾病：膝关节炎、背痛、颈肩痛、肩峰下撞击综合征、肌筋膜炎、纤维性肌痛、网球肘、淋巴水肿、软组织与骨愈合、糖尿病足溃疡。

（2）神经疾病：带状疱疹后遗症、腕管综合征。

四、注意事项

（1）光导纤维不得挤压、折曲，以防折断。

（2）激光器合理放置，避免激光束射向人员行走频繁的区域，在激光束辐射的方向上，应安装必要的遮光板或屏风，室内照明应充分明亮。

(3) 工作人员穿白色工作服，戴白色工作帽，戴激光防护镜。

(4) 治疗过程中患者不得随意挪动体位或挪动激光管。

第三节　声疗设备

声波是物质传播能的一种形式，其传播必须依赖介质，在真空中则不能传播，此与光波、电磁波不同。声波借助各种介质向四面八方传播。声波通常是纵波，也有横波，声波所到之处的质点沿着传播方向在平衡位置附近振动，声波的传播实质上是能量在介质中的传递，通过声波起到治疗效果的设备，统称为声波治疗设备。

超声波治疗仪

一、设备简介

超声波是每秒振动频率在 20 kHz 以上的机械振动波，超声波疗法所采用的超声波频率为 100～10 000 kHz，一般多为 800～1 000 kHz。超声波在介质中传播时能量逐渐被吸收而衰竭，在空气中衰竭迅速。超声波治疗仪一般包括主机和治疗头（图 3－3－1）。

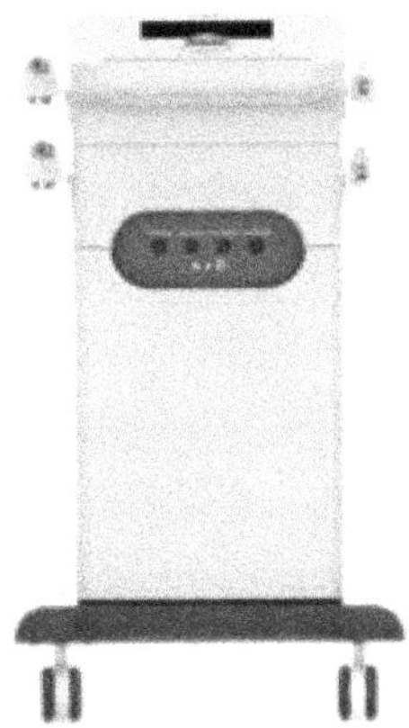

图 3－3－1　超声波治疗仪

二、设备功能

（1）镇痛：使神经兴奋性降低，神经传导速度减慢，有较好的镇痛、解痉作用。

(2) 消炎:加速局部组织血液循环,提高细胞膜通透性,改善组织营养,促进水肿消散。

(3) 促进组织修复:低强度或脉冲超声波刺激组织生物合成和再生修复,促使成骨细胞和内皮细胞血小板衍生生长因子的生成与释放,故可促进骨痂生长。

(4) 松解粘连,软化瘢痕:中剂量超声波可促使结缔组织和胶原纤维分散,增生的结缔组织延展软化,结缔组织粘固物质透明质酸分离,粘连松解。

(5) 低强度超声波作用于神经节时,可以调节其分布区神经血管和内脏器官功能。

三、适用范围

(1) 肌肉骨骼疾病:组织损伤、皮肤皮下粘连、关节纤维性强直、注射后硬结、血肿机化、瘢痕增生、狭窄性腱鞘炎、骨关节炎、肩关节周围炎、肱骨外上髁炎、压疮、骨折后连接不良。

(2) 疼痛:神经痛。

(3) 其他:慢性溃疡、药物透入适用于皮肤癌、类风湿关节炎、冠心病等。

四、注意事项

(1) 治疗过程中,切忌声头空载,在声头通过耦合剂紧密接触皮肤或浸入水中的情况下才能调节输出;治疗结束后,在输出剂量为零的情况下,才能将声头移开。

(2) 治疗过程中,耦合剂应涂抹均匀,声头须紧贴皮肤,声头与皮肤之间不能留有任何空隙,需注意及时添加耦合剂。

(3) 移动法治疗时，声头要缓慢均匀移动，不可停止不动，以免引起疼痛反应或皮肤灼伤；固定法治疗时或治疗皮下骨突出部位时，超声强度宜小于 0.5 W/cm^2。

(4) 治疗过程中，应该密切观察患者反应，如患者感觉疼痛或有烧灼感时，应立即停止治疗，查明原因，并给予纠正。

(5) 治疗过程中不得卷曲或扭转仪器导线，注意仪器和声头的散热，可根据情况暂停使用一段时间后再继续使用。

(6) 头部、眼睛、生殖器等部位治疗时，治疗剂量应严格把握。

(7) 治疗人员应注意自我保护，如声头握柄无超声屏蔽设计，不要直接手持声头为患者进行治疗，声头握柄应有橡胶或塑料保护或戴双层手套操作，避免接触过量超声波引起疼痛。

冲击波治疗仪

一、设备简介

冲击波是一种通过振动、高速运动等导致介质极度压缩而聚集产生能量的具有力学特性的声波，可引起介质的压强、温度、密度等物理性质发生跳跃式改变。冲击波波源的产生方式有液电式、压电晶体式、电磁式和气压弹道式。冲击波波源的传递形式可分为聚焦式、发散式、平波、水平聚焦等。体外冲击波治疗仪一般包括主机、治疗头和显示器(图 3－3－2)。

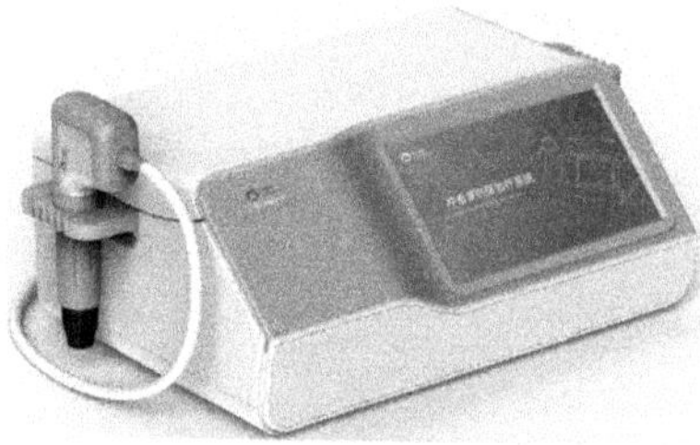

图 3－3－2　冲击波治疗仪

二、设备功能

(1) 对钙化灶的影响：肩关节周围炎等肌腱钙化时，高能量的冲击波可以直接作用于钙化灶的表面，钙化灶经过多次冲击波的反复冲击，产生对此冲击强度的不耐受而松动、分解或成片破碎，碎片最后被吸收。空化效应使破碎作用更加明显。

(2) 对骨组织的影响：有明显的促进骨基质沉积、刺激成骨细胞增殖与人成骨样细胞 MG63 合成的作用，有利于骨不连和假关节的愈合。在肌腱病中，冲击波机械力学的刺激可能有助于腱细胞再生的启动，通过促进促炎因子分解过程来帮助消除基质成分。

（3）对神经组织的影响：冲击波作用于神经或神经细胞，可以改变细胞膜的离子流，从而改变兴奋性和刺激阈。加速肌肉敏感性和功能的恢复，加速损伤神经的再生。

（4）对血管组织的影响：冲击波作用于任何组织均会引起局部微血管扩张、通透性增强、血管生长因子增加、血管内皮增生、新的微血管形成，血液循环改善，消除致痛物质而改善疼痛。

（5）镇痛作用：低强度的冲击波可以激活无髓鞘的C纤维产生超刺激，抑制痛觉传入。中等强度的冲击波可以直接阻断机械性压迫，从而减轻由于机械性压迫引起的疼痛。

（6）解痉作用：冲击波可以通过酶性或非酶性的途径产生NO，而NO是周围的神经肌肉接头构成和信号传递的调节物，可能是冲击波解痉的机制之一。冲击波的压力可以作用于肌腱，用H反射证明冲击波可以降低脊髓α运动神经元池兴奋性，从而减轻痉挛。

三、适用范围

（1）骨组织疾病：骨折延迟愈合及骨不连、成人股骨头坏死、膝骨关节炎。

（2）慢性软组织损伤性疾病：钙化性冈上肌腱炎、肱骨外上髁炎、足底筋膜炎、跟腱炎、肱二头肌长头肌腱炎、股骨大转子疼痛综合征。

（3）其他骨骼肌肉功能障碍：脑卒中后肌痉挛、皮肤溃疡等。

四、注意事项

（1）治疗后有可能出现疼痛加重现象，一般 12 h 后得到缓解，表明机体在修复过程中。

（2）一般治疗后不建议大量活动，治疗之后 8～12 h 内禁止淋浴及运动。

（3）冲击波治疗过程中严禁空载。

（4）冲击波治疗会产生微细损伤，其疗效有赖于后续的修复反应而不是立即的效果，因此一般每周治疗 1～2 次。总的治疗次数依病情而定，一般 3～5 次可以达到最大的效果。如果治疗效果不断进步，则可以增加次数到疗效不再进步为止。

第四节　热疗设备

热疗是以各类热源作为媒介，将热传递到机体，以达到治疗疾病的方法。常用的热疗可分为：高频透热疗法、辐射热疗法和传导热疗法。高频透热疗法主要是温热效应，高频电流通过机体时，体内的各种组织通过欧姆损耗、介质损耗产生热效应。高频透热疗法包括短波、超短波、微波等，作用深度可达3～5 cm。辐射热是热能未经直接接触，从温度较高的物质向温度较低的物质传递的方式，物体发热的能量以光的速度沿直线向周围传播。红外线疗法属于这种方式。传导热疗法的热量通常穿透深度在 1 cm 左右，只能作用到皮肤及浅层皮下组织，对深层组织的温度提高几乎无效。传导热疗法包括石蜡疗法、泥疗法、湿热敷疗法、中药熏蒸疗法等。临床上主要用于浅表关节、浅表肌肉、韧带和关节囊的加热。

石蜡治疗仪

一、设备简介

以加热后的石蜡作为导热体来治疗疾病的方法称为石蜡疗法。石蜡是高分子碳氢化合物，热容量大，导热性差，加热后能吸收大量热，保温时间长，冷却凝固后缓慢放热，是良好的导热体，热蜡敷布于人体体表时能很好耐受。石蜡治疗仪一般包括主机、熔蜡箱和恒温箱（图 3－4－1）。

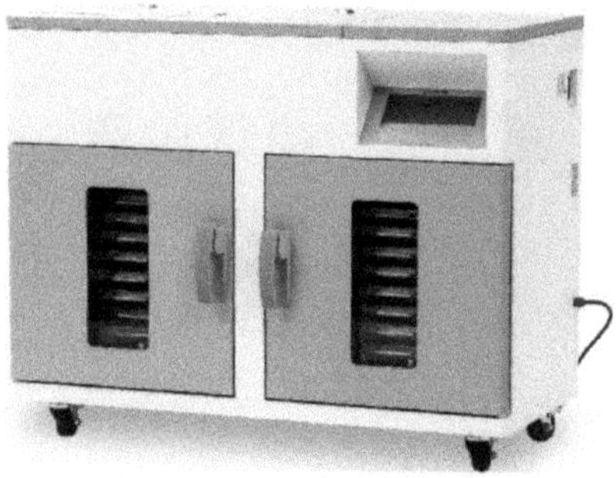

图 3-4-1 石蜡治疗仪

二、设备功能

(1) 温热作用：蜡疗的热作用较深，可达皮下 0.2～1 cm，治疗后皮肤多呈桃红色，局部温度可升高 8～18℃。蜡疗热作用较强且持久，导热性小，由于其不含水分及其他液体，不呈对流现象，可使局部皮肤耐受较高温度(60～70℃)。治疗时，局部皮肤血管扩张，局部血液循环和营养的改善，使胞膜的通透性增高，有利于组织内淋巴液和血液渗出物的吸收，减轻组织水肿。

(2) 机械作用：石蜡有良好的可塑性与黏滞性，能与皮肤紧密接触，且在冷却的过程中随着温度降低，冷却凝固、体积缩小，对皮肤及皮下组织产生柔和的机械压迫作用。这不仅能促进温热向深部组织传递，还能够有效抑制组织液的渗出、减轻肿胀、增加皮肤弹性和柔韧性、防止皮肤松弛和皱纹形成。

(3) 化学作用：向石蜡中加入化学物质或油类物质用于治疗时，能呈现化学作用。组成石蜡的碳氢化合物，能刺激上皮生长，防止细菌繁殖，促进创面愈合。

三、适用范围

（1）慢性骨关节炎：慢性关节炎、肩关节周围炎、腱鞘炎等。

（2）慢性疼痛。

（3）组织愈合：皮肤浅表溃疡和创面愈合。

（4）其他：关节活动障碍、慢性肝炎、慢性肠胃炎、盆腔炎等。

四、注意事项

（1）治疗前清洁治疗部位，以免污染石蜡，如有长毛发可涂凡士林，必要时可剃去。

（2）面部用蜡应单独加热，伤口用蜡使用后应丢弃。

（3）在瘢痕、感觉障碍、血液循环障碍部位治疗时蜡温宜稍低，骨突部位可垫小块胶布以防烫伤。

（4）使用蜡饼法治疗时，不能将蜡饼置于身体下方，以避免蜡膜或蜡饼破裂而致蜡液流出，蜡液直接接触皮肤发生烫伤。

（5）治疗过程中，如蜡膜破裂应及时将蜡膜取下，并用冷水冲洗浸泡部位，降温后重新进行治疗。

（6）在进行浸蜡法或刷蜡法时，每次的浸蜡高度或刷蜡面积都不能超过首次水平，以防蜡液从蜡膜和皮肤间的间隙流入蜡套。

（7）治疗时如果出现不适，应立即停止治疗，治疗后若出现皮疹、瘙痒等过敏反应，应立即停止蜡疗，休息观察，并对症处理。

（8）反复加热的石蜡应定时清洁消毒，加新蜡，以保证蜡质。

湿热袋敷设备

一、设备简介

湿热袋敷疗法是利用热敷袋中的高保温保湿物质(如:硅胶)加热后散发出的热量及水蒸气作用于治疗部位的一种物理疗法。本疗法可以起到保温、保湿及深层热疗的效果。治疗方法简单有效,省时省力。湿热袋敷设备一般包括主机、恒温水箱和热敷袋(图 3-4-2)。

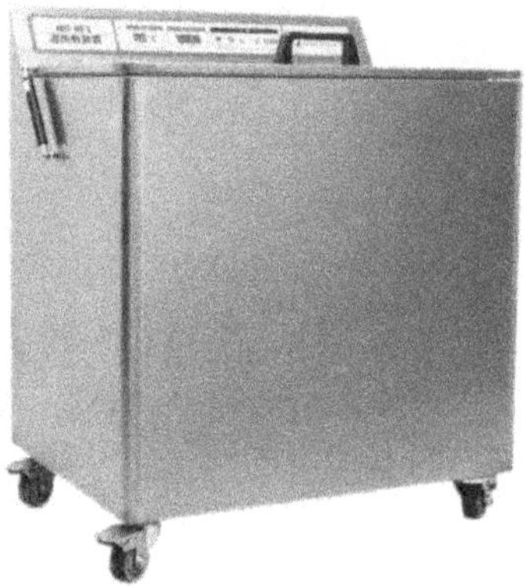

图 3-4-2 湿热袋敷设备

二、设备功能

(1) 温热作用:改善局部组织代谢和促进血管扩张,改善血液循环。

(2) 促进静脉及淋巴回流:提高毛细血管通透性,促进局部肿胀和炎症的消除,但不用于急性炎症的早期水肿。

(3) 软化瘢痕，降低肌张力和缓解疼痛。

三、适用范围

(1) 慢性炎症：慢性关节炎、肩关节周围炎、腱鞘炎、脊柱炎、面瘫。

(2) 肌肉骨骼损伤：软组织扭伤恢复期、骨折或骨科术后关节挛缩、术后粘连、瘢痕增生、落枕、颈椎病、腰椎间盘突出症、腰肌劳损、纤维肌痛综合征、骨质增生。

(3) 其他：前列腺炎、妇科炎症、月经不调、肠胃不适、日常保健等各种物理治疗和手法治疗前的预先治疗。

四、注意事项

(1) 加热前先检查恒温水箱装置是否正常，并注意保持水箱内充足水量。

(2) 确认热敷袋是否完好无损，避免加热后热敷袋出现裂口，内容物漏出引起烫伤。

(3) 热敷袋应与治疗部位紧密贴合，但不能固定太紧。

(4) 不能将热敷袋放置于患者身体下方，以免内容物漏出烫伤皮肤。

(5) 治疗过程中嘱患者不能睡着，如感觉过热，应及时告知治疗师，以免烫伤。

(6) 治疗师应每隔 5～10 min 巡视患者，观察治疗部位的皮肤颜色，尤其是对于第一次治疗的患者。

中药熏蒸治疗仪

一、设备简介

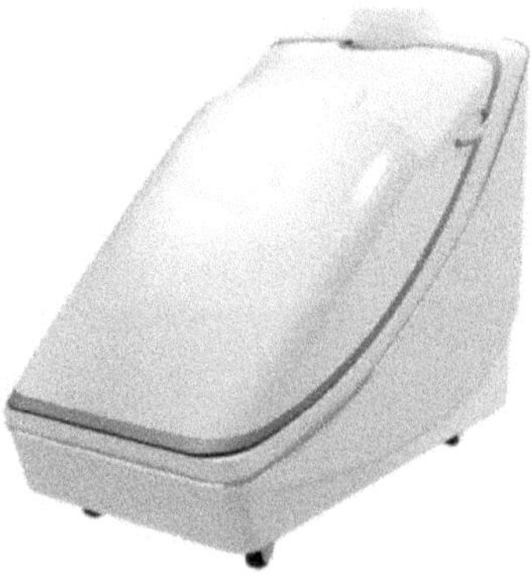

图 3-4-3　中药熏蒸治疗仪

中药熏蒸疗法是以中医理论为指导，利用药物燃烟熏烘或煎煮后产生的温热药汽来熏蒸机体，以达到治疗疾病、养生保健的一种中医外治疗法。中药熏蒸疗法又叫蒸汽治疗疗法、汽浴治疗疗法、中药雾化透皮治疗疗法。熏蒸治疗仪一般包括操作台车和熏蒸舱（图 3-4-3）。

二、设备功能

（1）促进血液循环：中药熏蒸时，周身体表毛细血管网充分扩张、开放，外周血容量迅速增多，导致体内储血和内脏血液重新分布，进而促进全身血液循环。

（2）促进发汗、祛风、除湿、驱寒、解毒：中药熏蒸时，低密度、易流动、热量高、传热效果好的中药蒸汽作用于人体，产生“发汗”效应。解表祛邪、祛风除湿、利水消肿、排泄体内有毒有害物质的功能，可有效清洁机体内环境，维护机体健康。

（3）缓解疼痛：熏蒸治疗作用于感觉神经，可降低其兴奋性，使主观上的痛觉感受减轻。熏蒸治疗还可增加局部血液循环和营养供应，加快清除局部代谢产物、炎性渗出物及致痛物质，减轻局部肿胀，缓解或消除肌肉痉挛等，亦使疼痛得以缓解。

(4) 药物直接作用：熏蒸药物的有效成分可直接在接触的肌肤部位产生药效，或在向体内转运的透皮吸收过程中发挥抑菌、消炎、止痒、消肿止痛等作用。

三、适用范围

(1) 炎症：强直性脊柱炎、腰椎间盘突出症、骨关节炎、肩周炎、血栓闭塞性脉管炎、慢性肠炎等。

(2) 其他：银屑病、硬皮病、皮肤瘙痒症、脂溢性皮炎、失眠、神经症、痛经。

四、注意事项

(1) 治疗室要保持良好通风，治疗前调整好蒸汽的温度，以防止温度过热，造成烫伤。

(2) 治疗室内应备有急救药品，以防出现休克、虚脱等不良事件。

(3) 多巡视、多观察、多询问，注意保持熏蒸仪器和皮肤之间的距离，以防烫伤。

(4) 治疗过程中若患者出现头晕、心悸、恶心、呕吐、大量出汗等现象时，应立即停止治疗，给予静卧并对症处理。

(5) 治疗后应询问患者的治疗反应，并注意患者的保暖，以防感冒。

第五节　冷疗设备

利用低温治疗疾病的方法称为低温疗法。低温疗法可分为两类：利用低于体温与周围空气温度，但在0℃以上的低温治疗疾病的方法称为冷疗法；在0℃以下的低温治疗疾病的方法称为冷冻疗法。其中－100℃以下的治疗为深度冷冻疗法。本节着重介绍冷疗法。

冷疗治疗仪

一、设备简介

冷疗是将低于人体温度的物理因子作用于患处，使皮肤和内脏器官的血管收缩，改变人体局部或全身血液循环和新陈代谢状况，达到治疗目的的一种治疗方法，可起到降温、止痛、止血、减轻炎性水肿和渗出的作用。冷疗时热能的传递有两种方式。①传导：不同温度的两种物质接触而发生的交换，如冰敷；②气化：物质由液体变成气体时吸收热能而发生的变化，如冷气雾治疗。常用于局部冷疗法的制冷源有冷水、冰块、氯乙烷等。冷疗设备一般包括主机、显示器和出风口（图3－5－1）。

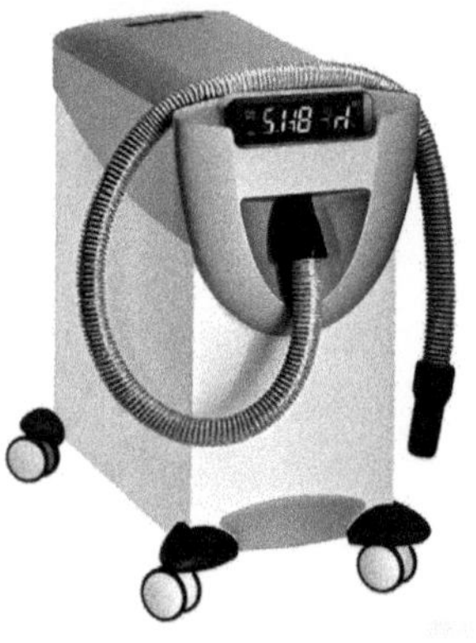

图3－5－1　冷疗治疗仪

二、设备功能

（1）止痛：冷疗作用于机体，使局部温度降低，促使血管收缩，减少组织出血，降低了神经冲动的传导速度，以减少疼痛感觉，达到止痛的效果。

（2）控制肿胀：冷刺激可使血管收缩，减少血流量，并使血管通透性降低，使局部炎症渗出液减少，从而控制受伤后的组织肿胀和炎症反应。

（3）降低肌肉痉挛：冷疗可以在不同程度上缓解肌肉痉挛，冷刺激可以短时间内降低腱反射强度、阵频率和肌肉张力。

三、适用范围

（1）软组织急性扭伤。

（2）皮肤皮下软组织化脓性炎症的浸润、急性烧伤时降温而减轻组织损伤。

（3）还可用于高热、中暑、肌肉痉挛、关节炎急性期、鼻出血、上消化道出血等。

四、注意事项

（1）冷疗时要注意掌握温度，患者出现明显冷痛或寒战时即应终止治疗，防止因过冷而发生冻灼伤、冷冻伤、组织坏死。

（2）冷疗时要注意保护冷疗区周围的正常皮肤。对冷过敏者接受冷刺激后皮肤出现潮红、瘙痒、荨麻疹，重者血压下降、虚脱，此时应立即终止冷疗，予以保温、热饮处理。

第六节　磁疗设备

磁场疗法简称磁疗，是利用磁场作用于人体穴位、局部或者全身，以达到治疗疾病目的的方法。世界上的一切物体，小至基本粒子，大至天体，都具有一定的磁性，地球本身亦是一个巨大的磁场。地球上的一切生物一直受着地磁场这一物理环境因素的作用，地磁场是生物体维持正常生命活动不可缺少的环境因素。

脉冲磁场治疗仪

一、设备简介

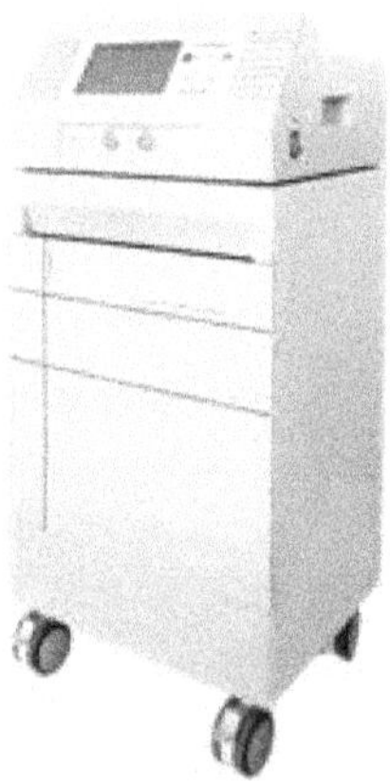

图 3－6－1　脉冲磁场治疗仪

目前市面上以恒磁场产品较多，本书主要介绍脉冲磁场治疗仪，它利用脉冲磁场的作用，通过改变细胞内外的电磁场，促进细胞的代谢和修复，从而达到治疗的效果。脉冲磁场治疗仪的特点是非侵入性、无副作用、操作简单。设备一般包括主机、导线和治疗头(图 3－6－1)。

二、设备功能

(1) 镇痛作用：降低神经末梢的兴奋性，提高痛阈，缓解疼痛。

(2) 消肿作用:改变局部血液循环,促进渗出物吸收。

(3) 消炎作用:使血管通透性增高,促进炎症产物排除,并增强免疫功能。

(4) 镇静作用:加强大脑皮层的抑制过程,可改善睡眠质量,调节自主神经的功能。

(5) 止泄作用:磁疗对消化不良性腹泻有较好效果,对中毒性消化不良也有一定效果。

(6) 降压作用:影响大脑皮层的兴奋与抑制过程,加强对皮质下中枢的调控,调节血管舒缩功能使血管扩张,微循环改善,降低血管平滑肌的紧张度,减少外周阻力,从而降压。

(7) 软化瘢痕与松解粘连作用:磁场可使瘢痕由硬变软,颜色变浅。

(8) 促进骨痂生长:加速骨痂生长,促进骨折愈合,消除骨折引起的肿胀及胀痛。

三、适用范围

(1) 肌肉骨骼疾病:骨质疏松、伤口及溃疡、骨折、软组织损伤、股骨头缺血坏死。

(2) 周围神经疾病:周围神经损伤、三叉神经痛。

(3) 炎症:血栓闭塞性脉管炎、耳廓浆液性软骨膜炎、骨关节病、肋软骨炎、肩关节周围炎、网球肘、腱鞘炎、冻疮、前列腺炎、血肿、滑囊炎、喘息性支气管炎、支气管哮喘、急慢性胃炎、慢性结肠炎、胃十二指肠溃疡、类风湿关节炎。

(4) 其他:残肢痛、高血压、冠状动脉粥样硬化性心脏病、血管性头痛等多种疼痛性疾病。

四、注意事项

（1）治疗前去除治疗部位及附近的金属物、磁卡、手表等，以免被磁化。

（2）治疗后如出现血压波动、头晕、恶心、嗜睡或严重失眠，应停止治疗。局部出现缺血皮肤刺激、疼痛，下次需更换贴敷部位。

（3）白细胞较低的患者定期做白细胞检查。

经颅磁刺激治疗仪

一、设备简介

经颅磁刺激是一种利用高强度时变的脉冲磁场作用于中枢神经系统(主要是大脑),通过在大脑皮质内产生的感应电流调节皮质神经细胞的动作电位,从而影响脑内代谢和神经电生理活动的一种磁刺激技术。是一种非侵入性、无痛、安全的神经调控技术。设备一般包括主机、支臂和治疗头(图 3-6-2)。

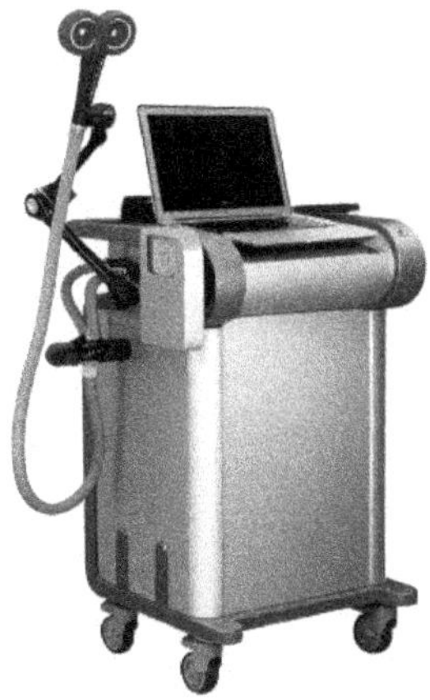

图 3-6-2 经颅磁刺激治疗仪

二、设备功能

(1) 调节大脑皮质的兴奋性:低频重复经颅磁刺激属于“抑制性”刺激,作用于 M1 区可以使刺激区域运动皮质的兴奋性降低,产生长时程抑制效应。高频重复经颅磁刺激属于“兴奋性”刺激,作用于 M1 区可以使刺激区域运动皮质的兴奋性增高,产生长时程增强效应。

(2) 产生长时程效应:引起的临床变化可以维持到刺激结束后,且远远超过刺激的持续时间。刺激停止后,对刺激引起的生化反应、组织结构、生理功能的改变有明显的后作用。

(3) 诱发同步振荡:可以与刺激激活的皮层环路中存在的自发振荡节律相互作用。这可能会引起基于皮质振荡与刺激模式之间相位同步的活动依赖性调节。

（4）产生局部和远隔效应：不仅对刺激的局部脑区有刺激作用，而且对刺激的远隔区域也有刺激作用。因为大脑是基于广泛联系的功能整体，不同脑区是通过网络相互作用、相互联系的，一个脑区的激活会通过网络影响到与其相连的脑区甚至全脑。

三、适用范围

（1）抑郁症。

（2）神经病理性疼痛。

（3）脑卒中。

四、注意事项

（1）治疗过程中给患者戴耳塞，预防听觉受损。

（2）治疗室避免放入铁磁性物体、非铁磁性物体，避免产生移位或消磁。

（3）如出现头痛、恶心等副作用，可减少刺激量和治疗时间。

（4）万一诱发癫痫，立即停止治疗，及时处理。一般不用抗癫痫药物，可自行恢复。

第七节　压力治疗设备

压力疗法是指通过改变机体局部的压力，以达到治疗某些疾病为目的的一种治疗方法，可以是增加压力，也可以是减少压力，或两者交替。临床上一般以改变肢体压力为主，多用于四肢疾病。压力疗法可分为正压疗法、负压疗法、正负压疗法、体外反搏疗法四类。压力疗法具有副作用小、时间短、方便、快捷、舒适性高、安全、卫生等优点。

空气压力波治疗仪

一、设备简介

间歇性气压疗法属于正压疗法，是采用气袋式加压装置，间歇地输出随时间改变的机械压力，压力可以从肢体远端顺序施加于近端，也可以在一段时间完全施加于整个肢体上。肢体毛细血管、静脉及淋巴管内的液体受到挤压，向常压下（压力小于气袋压力）的肢体近心端流动，促使外周淤积的血液加速进入血液循环，随着毛细血管的排空，组织间液体易于回到血管中，有利于水肿的消退。压力疗法设备一般包括主机、充气软管和加压气囊（图 3－7－1）。

二、设备功能

（1）预防深静脉血栓形成：间歇充气加压装置（IPC）治疗

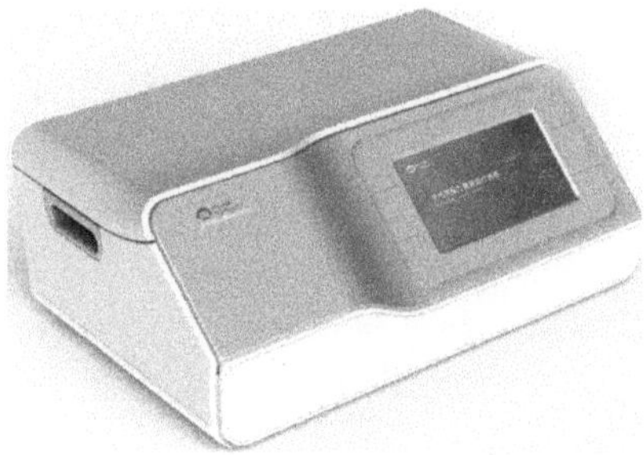

图 3－7－1　空气压力波治疗仪

能减少老年髋部手术后深静脉血栓形成（DVT）的发生率。有研究显示，关节置换术后患者应用 IPC 治疗能有效预防 DVT 的形成。

（2）缓解肢体水肿：可以使组织间隙的静水压大于静脉或淋巴管的静水压，减少了液体的渗出，并可促进体液从远端向近端流动，从而促进血液和淋巴循环，达到改善水肿功能。

（3）改善静脉循环：降低静脉血液淤滞与逆流，提高组织的氧合能力及白细胞的附着能力，促进局部组织的代谢，从而促进溃疡的修复。

（4）缓解疼痛：IPC 治疗可加快术后炎性致痛物质的代谢，促进渗出液的吸收，减少炎性物质对外周感受器的刺激，减轻疼痛。

（5）预防肌肉萎缩：通过循环往复的加压和减压，使肌肉被动收缩，可起到预防肌肉萎缩的作用。同时加压的机械应力对成骨细胞有刺激效应。

三、适用范围

（1）预防下肢深静脉血栓形成和复发。

（2）肢体创伤后水肿、淋巴回流障碍性水肿、截肢后残端肿胀、复杂性区域性疼痛综合征（如神经反射性水肿、脑血管意外后偏瘫肢体水肿）。

（3）静脉瘀滞性溃疡、下肢静脉曲张、糖尿病周围神经病变引起的并发症。

（4）肌肉萎缩、久坐或久站的人群。

四、注意事项

（1）尽可能在患者清醒状态下进行治疗。

（2）每次治疗前应检查治疗部位皮肤情况，如有未结痂的溃疡或压疮，应加以隔离保护再行治疗，新鲜伤口则暂缓治疗。

（3）治疗中注意询问患者感觉，有认知、感觉功能障碍者尤其要注意。

（4）对年老、血管弹性差、长期卧床的患者，治疗压力应从较低的压力值开始，治疗几次后根据情况逐渐调整至所需压力。

第八节　牵引治疗设备

牵引疗法是应用外力对身体某一部位或关节施加牵拉力，使其发生一定的分离，周围软组织得到适当的牵伸，从而达到治疗目的的一种方法。牵引疗法根据使用外力牵拉的部位不同，分为脊柱牵引设备和四肢关节牵引设备；根据患者体位的不同，分为卧位牵引设备、坐位牵引设备等。

脊柱牵引治疗仪

一、设备简介

脊柱牵引治疗仪通常由产生和调节机械力的牵引主机和传输力的绳索构成，也包括承载患者的床(椅)和配套的患者固定带等附件。牵引主机可以是电动或手动结构，患者固定带绑在患者的枕部、颌部、胸部、髋部或四肢等部位，通过皮肤摩擦力将牵引力传递至患者，可提供水平的颈椎、腰椎牵引或垂直的颈椎牵引(图 3－8－1)。

二、设备功能

(1) 镇痛作用：解除肌肉痉挛、缓解疼痛。

(2) 修复作用：改善局部血液循环，消肿消炎，修复损伤的软组织。

(3) 松解作用：松解软组织粘连，牵伸挛缩的关节囊和

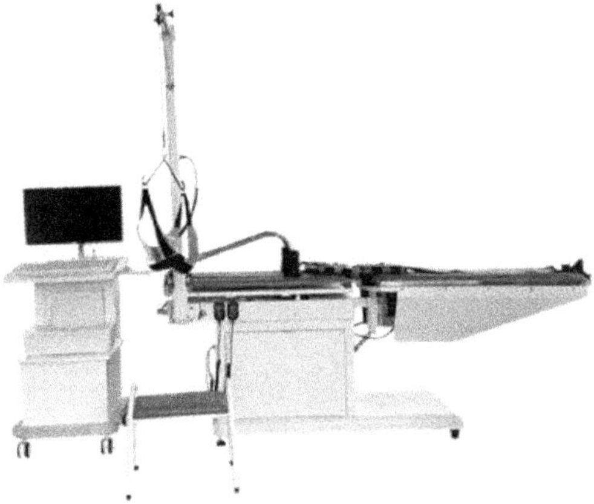

图 3-8-1　脊柱牵引治疗仪

韧带。

(4) 调整作用:调整脊柱后关节的微细改变,使脊柱后关节嵌顿的滑膜或关节突关节的错位得到复位,加大椎间隙、椎间孔和增加椎管容积,减轻椎间盘内压力,解除神经根的刺激和压迫。

(5) 制动和复位脊柱外伤时的早期制动和复位作用。

三、适用范围

(1) 脊柱疾病:颈椎病、颈椎关节功能紊乱、颈部肌肉痉挛、腰椎间盘突出症。

(2) 神经系统疾病:脊髓损伤缓解脊髓压力。

四、注意事项

(1) 在使用牵引治疗仪之前,需要对患者进行全面的身体检查,了解患者的病情和身体状况,确保患者适合接受牵引治疗。

（2）在治疗过程中，患者应保持舒适的姿势和放松的状态，以提高治疗效果。

（3）在进行牵引治疗时，需要根据患者的病情和医生的建议，合理设置牵引力度和时间，避免过度牵引或过长时间的治疗，以免对患者造成不适或损伤。

（4）在使用牵引治疗仪时，需有专业的医护人员进行操作，确保治疗的安全性和有效性。

第四章

前沿技术

第一节　虚拟现实技术

虚拟现实(VR)技术，又称虚拟实境或灵境技术，是以计算机技术为主，将电子信息仿真技术、显示技术、伺服技术等多种科学技术融合，借助计算机等设备产生一个逼真的三维视觉、触觉、嗅觉等多种感官体验的虚拟世界，使用户可以从自己的视角出发，利用自然的技能和(或)特定装备对这一虚拟世界中的对象进行交互作用、相互影响，从而产生亲临实境的感受和体验。

虚拟现实康复放松系统

一、设备简介

虚拟现实康复放松系统是将虚拟现实技术引入心理放松，通过虚拟现实头戴显示器、无线操作手柄的硬件设备全方位呈现逼真的虚拟现实放松场景，将真实还原草原、沙滩、星空情境，360°沉浸式放松体验，无死角自由视野，融入听觉、视觉多项效果，增加操作者沉浸式感知，提升体验感。有效帮助操作者舒缓和调节情绪，逐步提升自我情绪调节能力(图 4-1-1)。

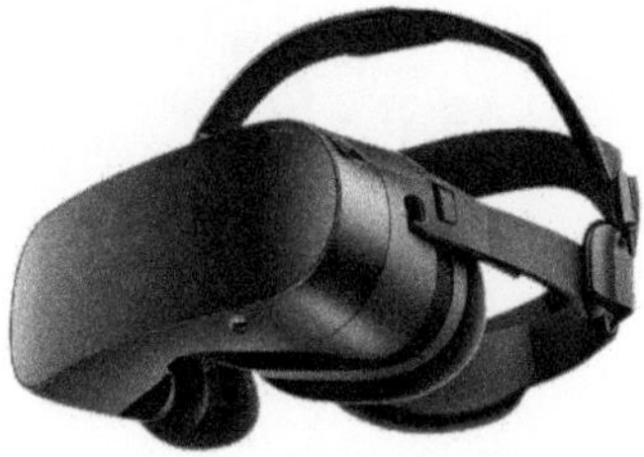

图 4-1-1 虚拟现实康复放松系统

二、设备功能

(1) 虚拟现实的疗愈力量：虚拟现实技术，通过构建一个高度沉浸式、可定制化的虚拟环境，让患者能够在安全、私密的空间中，以全新的视角探索自我，实现情绪的舒缓与调节。

(2) 个性化场景，精准干预：VR 康复放松训练系统的核心在于其能够根据不同患者的需求与偏好，设计个性化的治疗场景。无论是宁静的海边日出、郁郁葱葱的森林小径，还是遥远的星空之下，患者只需佩戴 VR 头盔，便能瞬间置身于这些精心打造的环境中。这些场景不仅视觉上令人心旷神怡，更能通过声音、触感等多感官的交互，全方位激发人体的放松反应，有效缓解焦虑、抑郁等负面情绪。

(3) 深度沉浸，情感共鸣：患者不再是简单地观看或想象某个场景，而是仿佛真正置身于其中，与虚拟世界产生强烈的情感共鸣。这种身临其境的体验能够极大地提升治疗的参与度和效果，使患者更容易接受并享受治疗过程，从而在潜意识层面实现情绪的自我调节与修复。

(4) 互动体验，增强疗效：虚拟现实康复放松训练系统还融入了丰富的互动元素。患者可以在虚拟世界中参与平衡训练、放松训练等活动。

三、适用范围

各种原因造成情绪困扰的人群。

四、注意事项

(1) 选择认知功能以及配合程度良好的用户进行训练。

(2) 选择安静、安全环境,提前告知用户注意事项。

(3) 治疗过程中询问患者有无头晕、恶心等不良反应。

人体运动量化研究与康复系统

一、设备简介

人体运动量化研究与康复系统是一款全球顶尖的科研和训练设备，集生物力学、康复医学和运动科学的前沿技术于一体，为临床用户和科研用户提供全方位支持。该系统通过融合多种设备和软件，包括六轴运动平台、六维测力台、压力分布、发光二极管(LED)柔性环绕屏、自适应跑台、动态减重、运动捕获系统、上下肢康复机器人、运动训练设备和人机交互软件等，创造了一个基于虚拟现实和机器人技术的多合一临床智能评估和康复训练环境(图 4-1-2)。

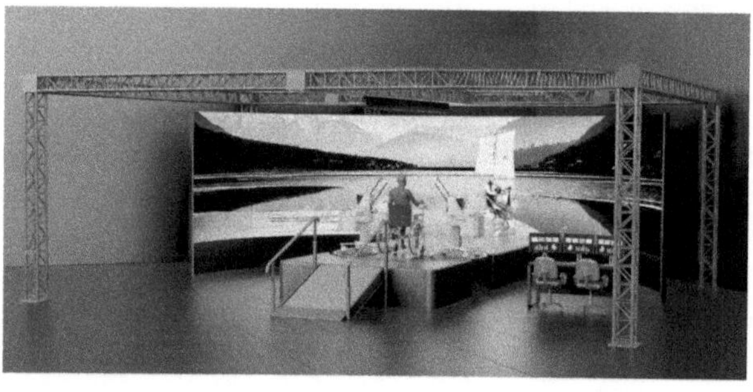

图 4-1-2　人体运动量化研究与康复系统

二、设备功能

(1) 多维度输入打造沉浸式场景：系统配有高分辨率柔性 LED 环绕大屏，不受环境光影响，打造开放式沉浸体验。六自由度的运动平台可以模拟上下坡的行走、乘坐公共交通、各类运动及跌倒扰动来重建或强化人的运动能力。

(2) 多种训练场景涵盖全周期评估训练:使用者通过环绕屏中的游戏画面,与虚拟现实交互,满足早期被试者的活动度、力量、协调能力、步行功能等的训练。系统还配备了动态减重装置,半失能被试者也可独立操作自主移动,从而增加被试者的安全性和自信度,达到心理康复的目的。和跑台结合还可实现动态减重下的步行训练及相关研究。

(3) 传感/动捕等海量数据采集创造多元科研环境:系统集成了包括三维动作捕捉系统、表面肌电系统、足底压力分布传感系统、六维测力平台等多模态数据采集系统,通过统一的数据总线管理,可以为用户提供全方位的多元科研数据支持。满足步态、平衡、纵跳、击打、台阶、上下坡、振动等多种康复医学、体育科研、人机功效领域的应用。

三、适用范围

(1) 系统适用于对神经损伤、肌骨损伤和退行性病变等各类功能缺陷,包括运动、认知、日常生活活动和心理等方面障碍的评估和训练。

(2) 该系统还可用于运动员、军人等的能力增强训练。

(3) 在运动评估场景下,针对人体生物力学、运动医学或行为学相关研究,以及为各种机器人的训练、测试和评估创造多元化的科研环境。

四、注意事项

(1) 被试者请不要超出跑台限定训练区域,并需在跑台护栏安全关闭后开始训练。

(2) 严禁倚靠玻璃围栏,否则可能导致围栏损坏、意外碰撞或摔倒。

(3) 严格按照操作手册操作设备。

(4) 被试者必须按规定绑缚好安全绳或减重后方可运行系统,否则可能导致摔倒。

(5) 系统使用过程中,操作者如需留在六轴平台上,必须绑缚好安全绳。

(6) 训练中如遇到任何不适或损伤,或其他突发事件,请立即按下急停按钮。

第二节　增强现实技术

增强现实(AR)技术是借助光电显示技术、交互技术、多种传感器技术和计算机图形与多媒体技术将计算机生成的虚拟环境与用户周围的现实环境融为一体,使用户从感官效果上确信虚拟环境是其周围真实环境的组成部分。增强现实技术具有虚实结合、实时交互、三维注册的新特点。

增强现实视功能训练设备

一、设备简介

增强现实视功能训练设备在斜弱视儿童的视觉康复中展现出多方面的益处。通过提供深度的视功能训练改善姿态控制,并增强手眼协调能力。增强现实技术不仅提高了治疗的有效性,也增加了患者的参与度和动机,为斜弱视治疗提供了有效的手段,全面改善患者的视觉健康和整体功能(图 4-2-1)。

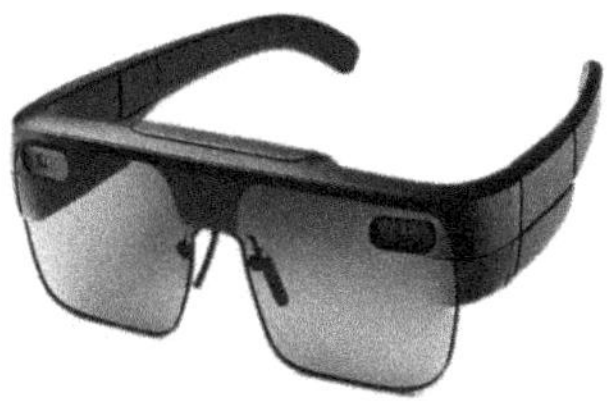

图 4-2-1　增强现实视功能训练设备

二、设备功能

（1）深度感知和双眼视觉：增强现实技术通过在患者的视野中加入三维虚拟对象，可以有效地训练患者的深度感知能力和双眼视觉。这种训练对于斜弱视患者尤为重要，因为他们常常因为眼部协调问题而难以正确地感知深度和实现有效的双眼合作。

（2）视觉追踪能力：AR 技术可以生成动态的视觉场景，其中包括移动的虚拟对象，促使患者练习眼动跟踪。这种训练有助于改善眼球的运动控制，对于提高阅读流畅性和执行日常活动如驾驶和运动等具有直接的好处。

（3）平衡和稳定性：AR 技术能够创建模拟的环境，如视觉上不稳定的表面或变化的视觉背景，迫使患者在进行视觉任务的同时维持平衡。这种综合训练能够激活视觉和前庭系统之间的相互作用，从而提高患者的整体平衡能力和身体协调性。

（4）眼-手-身体协调：交互式 AR 场景不仅能提高视觉感知能力，还能通过虚拟和实体任务的结合来加强眼手协调和身体反应。通过这种方式，患者需要在视觉引导下完成一系列动作，如虚拟绘画或精确抓取虚拟物体，来训练和改善这一能力。用户需要依靠视觉反馈来指导他们的手部动作，这种训练可以显著提高患者的协调性，缩短患者的反应时间，从而使患者在现实生活中也能更加精确地执行任务。

三、适用范围

斜弱视儿童。

四、注意事项

（1）对斜视患者进行视觉训练前，了解患者斜视的方向、类型以及角度。

（2）注意是否存在交替性斜视、弱视、异常视网膜对应、非共同性斜视、可能的抑制以及眼睛偏斜的频率。

（3）在训练过程中，预防患者跌倒。

第三节　穿戴康复设备

穿戴康复设备是一种可以直接穿戴在身上的便携式医疗或健康电子设备，这些设备在软件的支持下能够感知、记录、分析、调控、干预甚至治疗疾病或维护健康状态。这些设备便捷穿戴于人体，识别人体的体态特征、状态，并时刻监测用户的身体状况、运动状况、新陈代谢状况，实现生命体征的数据化。

无线表面机电评估训练系统

一、设备简介

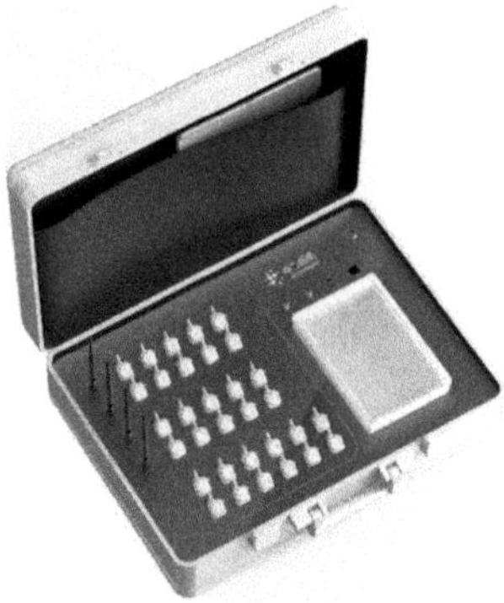

图 4－3－1　无线表面肌电评估训练系统

无线表面肌电评估训练系统用于测量和分析肌肉的电信号活动，并将数据传输到相关的分析系统进行处理和解读，软件包含科研（频域、时域和幅度分析）、评估、训练模块。支持 8/16/32 通道选择，具备高灵敏度、低噪声和低同步延时误差等特点，便于精确的科研分析和临床评估训练。可同步测力台、惯性传感器、压力分布和运动跑台等设备，完成步态分析和运动生物力学方面的评估、分析和训练（图 4－3－1）。

二、设备功能

(1) 无线轻量级设计：摒弃传统有线连接，13 g 轻量级采集，支持在自然状态下活动，获取真实的肌肉活动数据。

(2) 专业化评估与训练：支持多种临床常见疾病评估模式，并提供自定义方案评估功能，满足用户各种评估需求，融入可视化和游戏化训练元素，提高训练参与度，使康复过程更有趣、更有效。

(3) 多维度分析：提供全面的数据分析与强大的报告功能，支持频域分析、时域分析、幅度分析；以及导出原始数据，极大地满足临床与科研需求。

(4) 支持多设备同步：支持多设备同步融合，能够全面监测不同肌肉群的活动模式，结合动作捕捉技术等设备提供精确的运动分析，同时在康复监测中提升准确性，从而有效优化运动表现和改善功能。

三、适用范围

(1) 神经系统疾病康复：用于评估和训练偏瘫侧肌肉的肌力、肌张力及肌肉疲劳程度。

(2) 肌肉骨骼损伤康复：在骨骼和关节损伤情况下，监测和纠正错误的肌肉收缩模式，促进肌肉功能的恢复。

(3) 慢性疼痛管理：对于腰痛、腰椎间盘突出、脊柱侧弯等慢性疼痛疾病，通过表面肌电监测肌肉活动，评估治疗效果和指导治疗。

(4) 吞咽障碍评估：在诊断和训练中，使用表面肌电评估和训练口轮匝肌、咬肌、舌骨下肌群等，帮助改善吞咽功能。

(5) 运动训练和协调性发展：通过无线表面肌电技术，运动员和健身爱好者可以监测和训练肌肉的协调性和运动效率，提高训练效果。

四、注意事项

(1) 附近不要有强磁、强电以及高频设备，例如：电焊机、热处理设备、X 射线设备、高频大功率设备或者其他任何产生强电磁波的设备等。

(2) 使用者要严格按照仪器的操作规程操作。

(3) 每次设备使用完后，要清洁电极的连接接头，用酒精擦拭干净。

第四节　远程康复

远程康复是在远程医疗的基础上发展起来的，是电信和信息技术发展的产物，是康复医疗专业人员以远程通信技术为依托，应用康复诊疗技术为家庭、社区或偏远地区患者开展的一种新型康复医疗服务。其核心特点是跨越空间障碍，不仅可用于医生和患者之间信息的交流，还可用于医务人员之间信息的交流。结合大数据、云计算、物联网、可穿戴设备技术，使用医学传感器节点采集人体生理参数。通过无线通信的方式把数据传输到云平台上，云平台对数据进行进一步处理后转发给中心，及时对患者进行信息反馈及处理。

5G 康复角

一、设备简介

5G 康复角占地 20～40 m^2，针对需要开展康复诊疗服务的社区医院，实现了上级专家资源下沉支持远程会诊。新技术搭载中国联通 5G 专网、神经运动演算专用设备、康复机器人，实现远程视讯会诊、诊疗意见推演、运动及认知康复训练（图 4-4-1）。

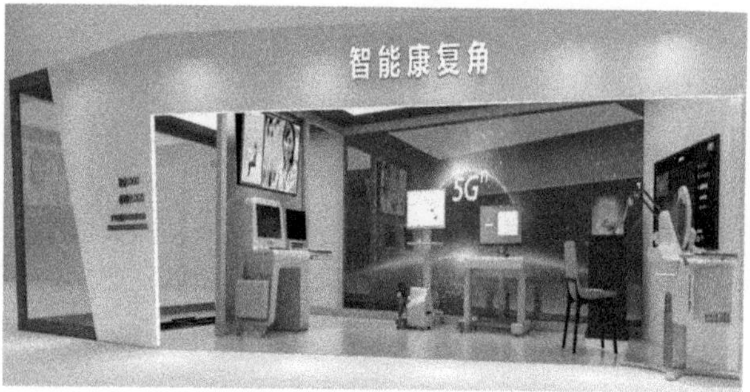

图 4-4-1 5G 康复角

二、设备功能

（1）专家远程康复会诊：专家资源支持远程会诊，提供专业的诊断建议。新技术搭载中国联通 5G 专网实现了远程视触诊，同时智能康复设备还能提供量化的力、速度、角度等数据，协助专家获取更全面的患者数据赋能远程会诊。智能康复设备互通互联，可与 HIS 系统对接并支持加建改建，形成医院 HIS 系统及远程评估之间的数据流通。

（2）能够提供诊疗意见推演：源自上海交通大学医学院附属瑞金医院的神经运动控制专用演算设备，知识图谱内含 3 万条康复专科概念与 43 万条语义连接，通过简单搜索即可将所有相关康复知识条目串联，康复专科知识“保姆式”查询。

（3）集评估与训练一体：物联化的智能康复设备集评估与训练一体，通过不同训练模式可覆盖全康复周期训练，匹配专家处方提供运动及认知功能训练，为社区患者提高康复效率。

（4）人员配置无门槛：数字化、智能化技术让低年资人员就可实现操作，无需增加新的人员配置就可以让患者在家门口享受专业的评估、诊断和训练。

三、适用范围

社区医院的门诊或住院患者。

四、注意事项

(1) 必须对患者进行风险提示，获得患者的知情同意。

(2) 严格执行信息安全和医疗数据保密的有关法律法规，妥善保管患者信息。

www.ingramcontent.com/pod-product-compliance
Lightning Source LLC
LaVergne TN
LVHW022149071026
849580LV00015B/2312
* 9 7 8 7 5 4 7 8 7 2 0 0 0 *